# Mito e corpo

Dados Internacionais de Catalogação na Publicação (CIP)
(Câmara Brasileira do Livro, SP, Brasil)

Keleman, Stanley
   Mito e corpo : uma conversa com Joseph Campbell / Stanley Keleman ;
[tradução Denise Maria Bolanho ; ilustrações Stanley Keleman]. – São Paulo:
Summus, 2001.

Título original: Myth and the body.
ISBN 978-85-323-0727-9

1. Campbell, Joseph, 1904-1987 – Entrevistas 2. Corpo humano – Aspectos simbólicos 3. Corpo humano – Mitologia I. Campbell, Joseph, 1904-1987. II. Título.

01-0240                                                                                          CDD-128.6

Índices para catálogo sistemático:
1. Corpo e mito : Filosofia 128.6
2. Mito e corpo : Filosofia 128.6

EDITORA AFILIADA

Compre em lugar de fotocopiar.
Cada real que você dá por um livro recompensa seus autores
e os convida a produzir mais sobre o tema;
incentiva seus editores a encomendar, traduzir e publicar
outras obras sobre o assunto;
e paga aos livreiros por estocar e levar até você livros
para a sua informação e o se entretenimento.
Cada real que você dá pela fotocópia não autorizada de um livro
financia um crime
e ajuda a matar a produção intelectual de seu país.

Stanley Keleman

# Mito e corpo

Uma conversa com
Joseph Campbell

summus
editorial

Do original em língua inglesa
*MITH & THE BODY*
*A colloquy with Joseph Campbell*
Copyright© 1999 by Stanley Keleman
Contribuição de Joseph Campbell
Utilizado com permissão de © Joseph Campbell Foundation
Direitos desta tradução adquiridos por Summus Editorial

Tradução: **Denise Maria Bolanho**
Revisão técnica: **Regina Favre**
**Rogerio Sawaya**
Capa: **Nelson Mielnik e Sylvia Mielnik**
Editoração: **Acqua Estúdio Gráfico**
Ilustrações: **(a não ser que indicado de outra forma)**
**Stanley Keleman © 1999**

**Summus Editorial**
Departamento editorial:
Rua Itapicuru, 613 – 7º andar
05006-000 – São Paulo – SP
Fone: (11) 3872-3322
Fax: (11) 3872-7476
http://www.summus.com.br
e-mail: summus@summus.com.br

Atendimento ao consumidor:
Summus Editorial
Fone: (11) 3865-9890

Vendas por atacado:
Fone: (11) 3873-8638
Fax: (11) 3873-7085
e-mail: vendas@summus.com.br

Impresso no Brasil

PARA
JOSEPH CAMPBELL
1904-1987
*amigo e colega*

ᕤᕦ

AGRADECIMENTOS
*Minha gratidão às seguintes pessoas,*
*que tornaram este livro possível:*
*Ao senador John Vasconcellos por me inserir no programa de*
*história oral na Universidade da Califórnia, Santa Bárbara.*
*David Russell do programa de história oral,*
*A UCSB, que arquivou e transcreveu as fitas.*
*Ao professor Richard Wiseman da San Francisco State University,*
*que viu as possibilidades das transcrições e*
*organizou o primeiro rascunho.*

*Agradeço os esforços de duas ótimas editoras,*
*Barbara Brauer e Irene Elmer,*
*que leram o manuscrito e fizeram sugestões.*
*A Jean Erdman e à Fundação Joseph Campbell pela gentil*
*permissão e entusiasmo pelo projeto.*

*A minha esposa, Gail, pelo apoio incansável e*
*pela ajuda em todos os estágios.*

*A Terry MacClure, editor e diretor de arte*
*da versão final do livro.*

S MITOS TÊM uma função prática. Eles permitem que as pessoas organizem a experiência do próprio corpo. Os mitos dramatizam a experiência da nossa corporificação e identificam a voz que está falando mais alto em determinado momento. A nossa estrutura corporal determina um modo mítico de pensar e nos dá uma identidade.

STANLEY KELEMAN

*As pessoas perguntam: "De onde vêm esses mitos?". No deserto, predomina o tipo mesomórfico. A base biológica dos mitos do deserto vem de uma biologia mesomórfica. Nos vales, o tipo endomórfico é dominante. Pensei no deus protetor mesomórfico Apolo e no deus endomórfico do vinho e dos poderes da natureza, Dioniso. E o ectomorfo? Chegamos a Orfeu. Ao ser dilacerado, tendo a cabeça arrancada, esta continuou a cantar. A transformação do biológico em espiritual surge bem aí e agora podemos começar a reclassificar todos os mitos.*

*Em vez de falarmos de matriarcado, falamos de mitos endomórficos. E, em lugar de patriarcado, falamos do mesomórfico. Acho que podemos generalizar e classificar os mitos do mundo nessas categorias e verificar como eles falam às nossas diferentes necessidades biológicas. De vez em quando, surge uma verdadeira idéia, e, para mim, essa é uma delas.*

Joseph Campbell

*Os mitos são sonhos coletivos e não devem ser tomados literalmente. Eles são metáforas.*

Joseph Campbell

OS MITOS FALAM do corpo. A metáfora baseia-se no corpo. Ela é experiencial. No mito, eu busco o corpo – as suas formas, expressões e atitudes emocionais. A produção de corpo, o aprofundamento dos repertórios de sentimento e ação, é o que os mitos prometem.

STANLEY KELEMAN

# Sumário

| *Apresentação à edição brasileira* | 11 |
| Afinando o ouvido para a voz mítica do corpo | |

| *Prefácio* | 15 |

| *Introdução* | 17 |

PARTE I
**Corpo e Mito** 23
1 *Mito como corpo* 25
2 *O corpo como herança* 31

PARTE II
**Entrando na vida formativa** 39
3 *Terra devastada* 41
4 *Corpo como imagem, experiência e imaginação somática* 47
5 *O canto da sereia: a vida autêntica e a vida inautêntica* 57

PARTE III
**A jornada do herói: o inconsciente somático** 67
6 *Parsifal: um mito formativo do Ocidente* 69
*A lenda de Parsifal recontada por Joseph Campbell* 73
7 *Compaixão, transformação e renascimento* 83
8 *Nossas histórias de vida* 91

PARTE IV
**Iniciação: aprofundando a nossa humanidade somática** 95
9 *Aprofundando seu destino* 97
10 *O retorno a uma referência somática* 101
11 *Formando a sua humanidade somática: a prática de corpar* 107

# Apresentação
# à edição brasileira

## Afinando o ouvido
## para a voz mítica do corpo

M MEADOS dos anos 70, dois homens se apertam as mãos pela primeira vez, em meio à neblina de um *píer* à margem do Pacífico. Desse encontro mítico, nasce a amizade entre um homem já maduro, Joseph Campbell e o então jovem, Stanley Keleman. E por quatorze anos, ambos prosseguiram, fiéis a essa finidade inicial, gerando juntos, numa intensa parceria, os seminários anuais que são a base deste livro. *Mito e corpo* é resultado da decantação e destilação dos registros desses seminários, uma edição desse intercâmbio de reflexões sobre mitologia e corpo, uma homenagem de Keleman a Campbell, morto em 1987.

Como refere a resenha do *Somatics Magazine\**, *Mito e corpo* é um encontro mágico da mente e da experiência somática de Stanley Keleman com a mente e a vivência espiritual de Joseph Campbell. A afirmação de Campbell: "mitologia é uma canção, a canção da imaginação inspirada pelas energias do corpo" constituiu a base dessa relação e o próprio fundamento deste livro. Keleman, por sua vez, diz: "a mitologia, para mim, é a poética do corpo cantando sua verdade celular", e continua: "sei que a experiência é um evento corporificado, e o mito, como um processo organizativo, o modo que temos para ordenar a experiência somática".

*Mito e corpo* é construído em cinco partes – a definição inicial do corpo como mito, a descrição da jornada do herói como um meio de compreender nosso destino somático, a demonstração de como podemos experienciar a dimensão somática do mito, como a imaginação é enraizada no corpo e como, a partir do grande coletivo somático do código genético, surge a história da nossa identidade básica, das nossas predisposições de responder ao mundo de modo específico.

---

\* *Somatics Magazine – Journal of the Mind, Body, Arts and Sciences*, vol. XII, n. 8, 1999.

*Mito e corpo* nos apresenta o mito do herói como o mito da nossa corporificação e nos mostra como – a partir dos nossos encontros com os obstáculos, os desafios e as mudanças – podemos aprender sobre nosso processo de fazer corpo no mundo. É extraordinário que essa amizade e esses seminários possam ter ocorrido. Cada um a seu modo, Campbell e Keleman são homens do Renascimento que compartilham de uma profunda compreensão, a noção de "humanidade somática". Em certos momentos, chega a ser difícil perceber quem está falando até que se consiga reconhecer os temas de cada um: Campbell como depositário do mito, das searas do inconsciente, da tradição jungiana, Keleman como o desvelador genial do quebra-cabeça somático no processo da produção da subjetividade.

*Mito e corpo* é uma prospecção de tesouros de sabedoria no leito da tradição cavaleiresca medieval e uma reapresentação da teoria formativa kelemaniana da subjetividade somática, desta vez acrescida e articulada a mais uma camada funcional, o mito.

O mito do Graal surgiu, simultaneamente, em vários pontos da Europa, no curto período de 50 anos, do final do século XII e início do século XIII. É considerado um mito universal, pré-cristão, de origem fundamentalmente céltica. Foi cristianizado com a introdução de elementos como o cálice com o sangue sagrado de Cristo, a lança com que o soldado romano confirmou sua morte e a figura bíblica de José de Arimatéia que, nessa versão, teria trazido o Santo Graal da Palestina para Albion (Inglaterra).

O mito do Graal permaneceu vivo durante os séculos, mantendo relações próximas com movimentos espirituais tais como o da Alquimia e o dos Templários. Como mito, continua ativo até os dias de hoje, servindo de inspiração para poesia, literatura, cinema e política. No Brasil, por exemplo, a insurreição de Canudos, no início do século, foi diretamente inspirada pelo sebastianismo que, por sua vez, é uma versão portuguesa do ciclo arturiano.

Julius Évola, conhecido esotérico italiano, diz, em o *Mistério do Graal*\*, *"trata-se essencialmente do tema de um centro misterioso, do tema de uma busca, de uma prova e de uma conquista espiri-*

---

\* Évola, Julius – *O Mistério do Graal*, Lisboa, Editorial Vega, 1978.

*tual, do tema de uma sucessão e restauração real que, por vezes, assume, mesmo, o caráter de uma ação curativa ou vingadora".*

Em *Mito e corpo*, Keleman traz a idéia da compaixão como um aprofundamento da sua conceituação de maturidade: no estágio final de sua jornada, depois de inúmeras provações, o herói consegue desorganizar a forma do guerreiro orgulhoso e amadurece. Essa é uma conseqüência da aquisição da capacidade volitiva de influenciar as formas dos próprios comportamentos, tanto os instintivos e emocionais (orgulho, poder) como os veiculados pelo *socius* (valores de hegemonia e sucesso).

Para Keleman, a metáfora da busca do Graal fala da aquisição do *amor fati*, do amor ao destino, da capacidade de ser receptivo, da capacidade compassiva de alimentar a continuidade da produção de si com a força dos acontecimentos.

"A morte da imagem da cavalaria faz surgir a imagem autêntica, mais profunda, de Parsifal, a compaixão. É quando ele se torna capaz de reconhecer o sofrimento do rei (o seu próprio) e usar sua compaixão para curá-lo." (Keleman)

Ao acompanhar a jornada de Parsifal, do orgulho à compaixão, coloca-a em paralelo com sua *Prática do Corpar*, a qual constitui o coração de sua metodologia de trabalho. A compaixão, diz ele, depende da capacidade de estarmos presentes em nós mesmos e de instruirmos nossa realidade e humanidade. A *Prática de Corpar* surge então, para Keleman, como o instrumento de aprofundamento, por excelência, na nossa jornada mítica em busca da compaixão.

REGINA FAVRE E ROGERIO SAWAYA
Centro de Educação Somática Existencial – SP

# Prefácio

STE LIVRO É FRUTO da transcrição de quatorze anos de seminários gravados de Stanley Keleman com seu grande amigo, o mitólogo Joseph Campbell. O volume de diálogos gravados era imenso e abrangia muitos temas. Os editores relutavam em omitir qualquer coisa. Mas quando Campbell e Keleman conversavam, ano após ano, sobre certo tema – Parsifal e o Santo Graal – tudo o que eles representavam estava ali presente: Keleman, com a experiência do corpo; Campbell, com o símbolo e o significado.

A novidade deste livro é a visão de Keleman sobre Parsifal: como o corpo em mutação de Parsifal pode ser uma referência para a nossa vida moderna. Não há interpretação, apenas uma trajetória de produção de corpo. O sonho de uma cultura, mito, não o difere de um sonho individual. Como terapeuta, Keleman busca o corpo do cliente num sonho – como ele usa a si mesmo, como ele se move, como ele responde e como isso pode ser útil para orientá-lo em sua vida cotidiana. É sob essa ótica que ele examina o corpo de Parsifal no mito do Santo Graal.

TERRENCE MACCLURE
editor da edição americana

# Introdução

MIGOS propiciaram meu encontro com Joseph Campbell. Nós nos encontramos numa tarde de neblina, num píer em Santa Cruz, Califórnia. Um homem charmoso, atlético, mais velho, vital e dono de si, aproximou-se de mim. Lembro-me de como o seu aperto de mão era firme e sua postura amistosa. Naquele dia, conversaríamos sobre a possibilidade de realizarmos um seminário sobre mito e corpo. Esse foi o primeiro de nossos muitos diálogos.

Durante quatorze anos, Joseph Campbell e eu realizamos seminários anuais sobre esse tema. E, naquela ocasião, ele fez uma afirmação que continua sendo a viga do nosso relacionamento e a base deste livro: "A mitologia é uma canção, é a canção da imaginação inspirada pelas energias do corpo".

Para mim, mitologia é a poética do corpo cantando a nossa verdade celular. O mito é um poema sobre a experiência de ser corporificado e sobre a nossa jornada somática. É a canção da criação, a experiência genética que organizou um jeito de cantar, dançar, pintar, contar histórias, que transmitem essa experiência aos outros.

Nessa aventura, Joseph Campbell e eu fomos irmãos, a química entre nós foi imediata. Eu era o idealista prático; ele, o trovador idealista. O meu método somático-emocional fundamentou o seu conhecimento do literário e da imaginação no corpo. Sua compreensão da visão ancestral mudou minha perspectiva somática e aprofundou minha compreensão da nossa realidade interna, somática.

Joseph Campbell sabia que experiência é conhecimento e que o conhecimento acadêmico não era a experiência que as pessoas buscavam. Sei que a experiência é um evento corporificado e o mito, como um processo organizador, é um modo de criar ordem a partir da experiência somática.

O uso da Prática do Corpar, em que intensificamos e, então, desorganizamos nossas posturas emocionais, gerando sentimentos e evocando lembranças, o intrigava. Esses exercícios fazem emergir o corpo desconhecido, sob a forma de imagens, sonhos e expressão emocional. Eles dão vitalidade ao sentido de si corporal.

Os exercícios que evocam uma corrente protoplasmática interna o fizeram se lembrar de *Sidarta*, de Herman Hesse, em que o barqueiro, sentado à beira do rio, aprende com seu próprio rio interior.

Resumi os seminários de muitos anos em ensaios curtos que extraí dos nossos diálogos. Em cinco partes, começo com a definição de corpo como mito, descrevo a jornada do herói como um meio de compreender o nosso destino somático e, finalmente, mostro como podemos experienciar uma realidade mítica, somática.

$\infty$

A Parte I estabelece a idéia de que os mitos descrevem as experiências do corpo. Eles são, na verdade, metáforas para estados corporais internos, experiências e desenvolvimento. Os mitos também ajudam o corpo a organizar e incorporar a experiência.

Nos dias de hoje, os mitos não estão mais enraizados na experiência corporal. Nós priorizamos as imagens e os símbolos do corpo, as suas funções cerebrais. Isso nos conduziu a uma Terra Devastada moderna. Nós negamos o corpo como fonte de conhecimento.

A Parte II explora o corpo como processo, fonte de imagens somáticas e histórias. Embora o mito fale do corpo e das suas respostas internas, na prática isso não é mais verdade para a maioria das pessoas. Cada vez mais, corporificamos e incorporamos imagens externas que não têm ressonância interior. Em nosso esforço para aceitar os papéis impostos pela sociedade, vivemos uma vida de imagens, desenraizada da nossa natureza. O propósito da Prática de Corpar é reestimular as imagens do próprio corpo.

A Parte III considera a nossa corporificação como a jornada do herói – uma jornada essencial à nossa natureza somática, aprofundando-a e proporcionando-lhe individualidade.

A lenda medieval de *Parsifal*, como narrada por Joseph Campbell, corresponde à jornada de um adolescente ainda sem forma, viajando para longe de casa, exposto às regras da sociedade. Sua jornada é resgatar sua própria natureza compassiva essencial.

A Parte IV considera o estágio seguinte da jornada do herói – o sentido de ser um adulto maduro. Começamos a reconhecer que as histórias que contamos, as histórias da nossa vida, falam da nossa corporificação. Ao contarmos as nossas histórias, comunicamos aos outros como corporificar suas experiências e como trabalhar com elas para criar uma vida.

A Parte V explora as maneiras de viver uma vida somática, mítica. Com o corpo, podemos aprender a viver e a dar forma para suas respostas para a nossa vida. Viver uma vida somática é viver uma história mítica.

O HERÓI DE JOSEPH CAMPBELL segue um caminho literário arquetípico:

*Cada um de nós é um herói.*
*Isso é um dote.*

*Temos um chamamento para a aventura.*

*Recusamos.*

*Segue-se uma crise.*
*Não podemos voltar atrás – e atendemos ao chamado.*

*Juntamos auxiliares, professores, guias.*

*E cruzamos o limiar do desconhecido.*

*Perdemos a nossa identidade e afundamos num abismo,*
*no nadir, na barriga da baleia.*

*E emergimos.*

*Começamos a viajar de volta para casa, para aquilo que conhecemos – cruzando de volta a fronteira.*

*Nós voltamos.*

**Transformados.**

# Mito & Corpo

ESTE LIVRO
*mostra como o
soma ilumina a história mítica
presente no dia-a-dia.*

AOS LEITORES
*recomendo ler inicialmente
o livro todo, como se estivessem ouvindo uma palestra.
Em seguida, podem lê-lo novamente como
um método de trabalho e
um guia conceitual.*

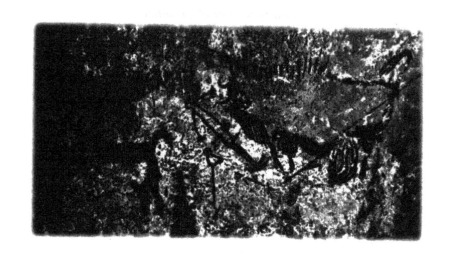

CAVERNAS SAGRADAS DE LASCAUX
*Jean Vertut, Issy-Les-Moulineaux*

PARTE I

# Corpo & Mito

Eu sou corporificado; portanto,
experiencio que sou.

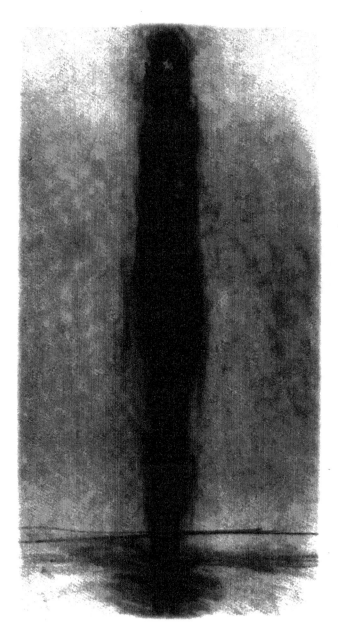

ALBERTO GIACOMETTI, "DETAIL OF STANDING WOMAN", 1946
© *2001 ADAGP, Paris*

CAPÍTULO 1

# Mito como corpo

PARA MIM, *a mitologia é uma função da biologia [...] um produto da imaginação do soma. O que os nossos corpos dizem? E o que eles estão nos contando? A imaginação humana está enraizada nas energias do corpo. E os órgãos do corpo são os determinantes dessas energias e dos conflitos entre os sistemas de impulso dos órgãos e a harmonização desses conflitos. Esses são os assuntos de que tratam os mitos.*
Joseph Campbell

O CORPO é dado. O mito é dado a partir do corpo.
STANLEY KELEMAN

*Imagens míticas são anatomia*

Uma imagem mítica é a forma da anatomia falando sobre si mesma. A serpente da mitologia é a medula espinhal, e o bico da ponte do tronco cerebral, sua cabeça. O córtex é o lótus de mil pétalas, a coroa de espinhos. Isso faz com que a imagem mítica seja indissociável da realidade somática. A imagem mítica é o corpo falando a si mesmo a respeito de si mesmo. Os mitos são os *scripts* das nossas formas genéticas em linguagem social. São padrões de corporificação: eles nos mostram como fazer da nossa dotação natural biológica herdada uma forma pessoal.

## Corpo e mitos

Os seres humanos sempre estiveram ligados ao mágico e ao mítico, não apenas para organizar um senso de espaço, continuidade e identidade, mas também para organizar uma maneira de agir, de se comportar. Nesse sentido, as pessoas sempre contaram histórias de heróis, cosmologias e sagas. Elas fizeram mais do que ordenar a existência, sempre foram uma via para lidar com o desconhecido. Elas atuaram como modelos na moldagem do *self*, para criar possibilidades para a formação de um *self* somático, de dentro para fora. No fundo dessas histórias, estavam as descrições dos diferentes estados subjetivos do *self* corporal.

Quando ficamos íntimos dessas histórias e dos modelos que elas oferecem, descobrimos a narrativa subjetiva das múltiplas formas do nosso próprio corpo. Os mitos evocam o nosso *self* somático mais profundo, mais íntimo, uma estrutura somática com muitas camadas de formas que conferem profundidade e dimensão ao nosso corpo.

## Experiência direta

Algumas pessoas ficam confusas porque sabem coisas sem saber dizer como sabem. Chamamos a isso de intuição. Algumas pessoas têm medo de dizer que sabem a partir do *feeling* corporal. Saber a partir do interior do nosso corpo é ser despertado por uma onda de excitação. O corpo e as suas respostas são uma fonte de conhecimento.

## Identidade

Eu não digo, "Penso, logo sou". Ao contrário, digo, "Eu sou corporificado; portanto, experiencio que sou". É a experiência da corporificação que nos dá a experiência de estarmos vivos. Ela nos dá a percepção de um passado corporificado, de uma vida histórica, e nos dá um presente. Todos nós compartilhamos o processo de corporificação.

A nossa percepção da nossa continuidade, subjetivamente como um processo corporal, é muito semelhante ao sonho e aos estados poéticos que formam os mitos. O cérebro cria o tempo linear e objetifica eventos. Em outras palavras, a realidade mítica é uma organização móvel, como um coração batendo, com marés de sentimentos e formas.

## A história de nosso corpo

O que é um mito? Uma história que brota da história do processo corporal para orientar a vida e indicar valores. Num nível, um mito expressa uma visão do mundo social e pessoal, representa uma cosmologia. Em outro, fala dos desafios e das atribulações no processo de iniciação aos diferentes estágios da vida adulta. Um mito é uma ordem social que fala de papéis familiares, de conflitos e de resolução. E, finalmente, um mito é um prazer pelo qual fazemos os diferentes personagens do corpo se relacionarem entre si. Um mito ajuda a ordenar as experiências maiores da vida, como lealdade, sexualidade, morte.

O mito é uma história contada numa linguagem específica que os seres humanos inventaram para si mesmos. Ao contar um mito, uma parte do organismo pode falar com outra e os indivíduos podem partilhar as suas experiências internas com as pessoas à sua volta. O mito é uma maneira de perceber os mundos interior e exterior. O corpo organiza a sensação que emerge do metabolismo tissular e isso é o que chamamos de consciência. Esse processo somático é a matriz para as histórias e imagens do mito.

## Experiência e linguagem

A fonte do mito e do conhecimento corporal está em nós mesmos. Ela é intensificada pelas interações e diálogos somáticos. Se a experiência somática e a linguagem estiverem separadas, tentamos compreender a nossa experiência de vida por meio de símbolos. Mas, quando refletimos sobre nossa experiência, descobrimos que os símbolos não fazem nenhum sentido. Precisamos reexperienciar os aspectos somáticos da nossa própria produção corporal de símbolos.

## O mito organiza um caminho

Podemos pensar em nós mesmos como um processo vivo, continuamente organizando e corporificando tudo aquilo que encontramos. É por esse motivo que as jornadas e os caminhos são tão importantes no mito. A jornada é a saída do útero, o abandono da posição quadrúpede e a aprendizagem de como ficar de pé. É ser jovem e seguir o caminho para a maturidade. Nós estamos no caminho da nossa vida, buscando o Graal, formando a imagem internalizada do *self* somático herdado, que nos foi prometido.

## O efeito de um mito

Um modo de compreender a nossa experiência é aprender com os mitos. Os mitos são facilmente interpretados e mal-interpretados. Porém, o mais importante é que eles têm o poder de afetar os papéis que assumimos ou que desejamos assumir, ao ordenar a maneira como usamos a nós mesmos. Como pensamos sobre nós mesmos e como tentamos nos colocar em cena? Como usamos o nosso cérebro, como usamos a nossa pelve, como usamos os nossos braços? Em resumo, como usamos a nos mesmos para encenar as imagens míticas conhecidas ou desconhecidas que são parte da nossa vida? Porque, tendo ou não conhecimento disso, estamos vivendo essas histórias herdadas.

## Como vivemos a nossa vida?

Quando tentamos experienciar como nascemos, como formamos os nossos sentimentos para nos conectar ao nosso começo – ou como formamos uma relação com o fim do nosso corpo – mergulhamos no problema do vazio. O que acontece? Não sabemos. De repente, ficamos conscientes ou perdemos a consciência. É um mistério. Portanto, como começamos e como terminamos são os dois grandes temas de todos os mitos.

No mito, o que vemos é um organismo que pode falar acerca

de sua situação passada por suas próprias camadas. Compreender o mito é tornar-se íntimo da maneira como experienciamos a nossa existência. No mito, as camadas – está escrito em *Fausto*, de Goethe, ou na Bíblia – tratam da vida corporificada durante as suas diferentes fases de formação. Nossos corpos, nossos processos somáticos e emocionais, têm um início, uma fase intermediária e um fim, que dão coerência a nossa estrutura e nossas funções imaginativas. A mitologia está estruturada nas células. Cada espermatozóide, cada óvulo, contém uma história que é recriada no crescimento total de cada célula. Isso é parte da nossa história. O mito trata da jornada do corpo, recriando a si mesmo continuamente, de um modo particular, para formar uma estrutura pessoal individual chamada *self*.

## Expressão direta da sua experiência

O mito é um contar histórias, uma expressão direta das nossas experiências, estejamos ou não conscientes disso. A história que contamos a nós mesmos é, na verdade, a história do nosso próprio processo. Esse processo é o ingrediente essencial do nosso *self* subjetivo. O mito fala da natureza da experiência do nosso soma. Será que precisamos de uma história para nos falar do que é sagrado? Ou já temos a experiência que casa com a história? Será que a história evoca a experiência que nos permite sentir e dar sentido ao que está acontecendo? A função do mito é colocar a experiência em histórias, porque histórias são organizadoras da experiência corporal, das maneiras de moldar a nós mesmos como indivíduos.

## O mito comunica a nossa humanidade somática

Nós ainda reconhecemos o mito de outra maneira – pela imediatez da experiência, que transcende a realidade social. A imediatez da fome, da ereção, da menstruação. A imediatez do coração batendo. O senso mítico é organizado pelo que acontece dentro de nós. A habilidade para falar dessas experiências primárias, de criar histórias a seu respeito, dá voz a nossa realidade interna. Como seres humanos, dramatizamos nossas experiências interiores como imagens somáticas. Damos permanência às nossas experiências quando as corporificamos.

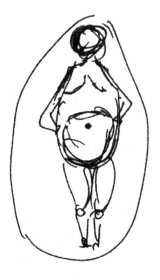

*endomorfo*

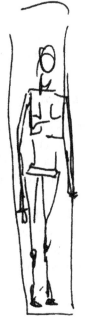

*ectomorfo*

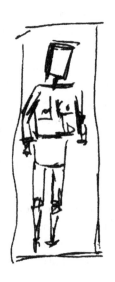

*mesomorfo*

CAPÍTULO 2

# O corpo como herança

NÓS SOMOS PARTE de uma vida biológica. Ao sermos concebidos, herdamos uma constituição de endomorfos viscerais, mesomorfos musculares ou ectomorfos sensoriais. Nossa forma corporal é um poderoso símbolo emocional do nosso *self*, como uma imagem mítica que nos pode ajudar a compreender nossos papéis e a multiplicidade de modos pelos quais nos identificamos com eles.
STANLEY KELEMAN

*O modo ectomórfico é baseado no indivíduo. Isso ajuda a explicar por que ele é um mito sem enraizamento biológico, estranhos e modernos tempos da era ectomórfica.*
Joseph Campbell

## Os tipos míticos

William Sheldon, em sua teoria dos tipos constitucionais, descreve três temperamentos baseados nas três camadas embriológicas do corpo.*

---
* William H. Sheldon, *Atlas of men*. Hafner Publishing Co., 1970.

No tipo endomórfico, metabólico, predominam os hormônios e os tecidos da digestão e da respiração. Esse temperamento orienta-se para o cuidado e para a intimidade.

No tipo ectomórfico, predominam os neuro-hormônios e os órgãos da sensação. Esse temperamento está orientado para coletar informações sensoriais.

No tipo mesomórfico, predominam os hormônios da ação, os grandes músculos e os ossos. Esse temperamento orienta-se para a ação.

O endomorfo brota da camada visceral, o mesomorfo, da camada intermediária e o ectomorfo, da membrana externa do embrião. Essas organizações somáticas são herdadas e determinam o modo como as pessoas experienciam a si mesmas e como o mundo faz sentido para elas. Cada uma dessas organizações está ligada a um conjunto diferente de mitos. O mesomorfo está ligado aos mitos do guerreiro, o endomorfo, aos mitos dos fundadores de comunidades agrícolas e o ectomorfo, aos mitos dos sábios e ascetas.

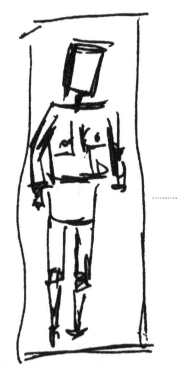

*Uma combinação de mitos*

Podemos estabelecer relações entre alguns desses mitos e os tipos constitucionais de William Sheldon. Cada um de nós é uma combinação dos três tipos. Cada um de nós combina a suavidade do endo, a firmeza do meso e a fragilidade do ecto. Todos nós nos movemos na direção das pessoas, contra as pessoas e para longe delas; ou buscamos poder, usamos o poder, evitamos o poder. O grau com que fazemos cada uma dessas coisas determina a intensidade e a duração do nosso contato com o mundo e evidencia a

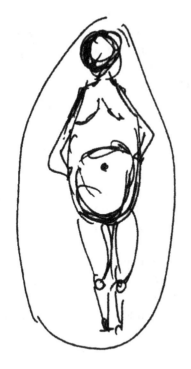

predominância de um tipo herdado em particular.

Uma parte da nossa vida é guiada pelo mesomorfo, o guerreiro aventureiro, outra pelo intuitivo, o poeta endomorfo.

## Nosso corpo é o nosso destino

Nosso corpo é um processo. Sua estrutura tem um modo de pensar, de sentir, de perceber e de organizar suas experiências, um modo inato de formar as suas respostas. Sendo criaturas corporificadas, poderíamos dizer que o nosso corpo é o nosso destino. Você pode se revoltar contra o seu destino ou tentar compreendê-lo e vivê-lo de forma significativa. E, pode, inclusive, influir sobre ele.

### Quem você está destinado a ser

Quem você deve ser – isto é, quem lhe pedem que seja, de acordo com o seu papel em determinada sociedade – pode ser muito diferente de quem você nasceu para ser. Quem você se destina a ser foi determinado no momento da concepção pela maneira como o seu código corporal herdado organizou o seu tipo corporal constitucional. O processo somático tem muito a dizer sobre o modo como cada um experiencia seu senso de si e os mitos e histórias com os quais o identifica.

*Você nasceu* com ossos e músculos fortes, poderosos sistema nervoso simpático, cerebelo e tálamo e vias sensório-motoras cheias de recursos para o movimento? Você tem uma constituição feita para confrontar, caçar, suportar as ações físicas? A sua mente corporal imagina ações? Se respondeu sim, você é um MESOMORFO.

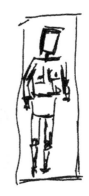

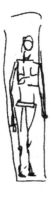

*Você nasceu* com ossos longos, dedos longos, cabeça pequena? Você é um sensitivo, um participante alerta, com uma bem provida rede de nervos sensoriais, acumulando informações continuamente? Você é um conspirador, um preparador de armadilhas, que percebe e compreende situações de antemão, planeja futuros? Se respondeu sim, você é um ECTO-MORFO.

*Você nasceu* com um corpo em forma de pêra? Sabe tirar proveito do que está acontecendo? Você é uma usina de determinação? Você tem uma grande visceralidade, você gosta de reunir pessoas em torno de si? Você é lento de movimentos, tem pernas curtas e é persistente? Você é um ENDO-MORFO.

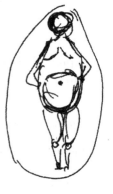

*Mitos corporificados são maneiras de estar vivo*

A corporificação da sua forma determina a sua forma de estar vivo.

Os ectomorfos vivem a partir da superfície de receptores sensoriais da pele e da rede amplificada de tecido nervoso central – a rede dos olhos, ouvidos, língua, nariz, articulações e vísceras. Os estímulos sensoriais formam uma pintura pontilhista, uma imagem do *self* e do mundo. Um ectomorfo tenta manter o contato sensorial sem ser avassalado pelo mundo externo. Busca aprofundar a corporificação, ligado, porém, separado. O ectomorfo é o caubói solitário, o recluso incompreendido, o fazedor de imagens. Os mesomorfos geram excitação pela ação física – fazendo, performando, se autotestando. Eles extraem o seu poder dos músculos e do cérebro intermédio. Eles experienciam o seu "estar vivo" sendo fisicamente ativos. O endomorfo vive pelo seu apetite, para a sensualidade e para estar com as pessoas. O endo tem um grande soma, um apetite que busca contato.

## Seu mito e os padrões sociais

Esses padrões de corporificação são a história interior da nossa vida, a história do nosso *self* corporificado. Mas eles podem entrar em conflito com os padrões de uma sociedade que exige que sejamos aquilo de que ela necessita. Em nossa sociedade, por exemplo, você aprende a ser independente, racional, lógico, controlado. O poder deve ser encontrado, não na natureza, mas numa busca factual, objetiva e objetificante. Mas a função de buscar fatos afasta você da matriz emocional da sua vida. Distancia você da sua própria verdade subjetiva, que é irracional e racional ao mesmo tempo.

## O mito endomórfico de todos nós

Do grande coletivo somático, do código genético, surge a história da nossa identidade básica, da nossa predisposição para responder ao mundo de determinada maneira. O inconsciente somático, o reino do corpo desconhecido, da abundância generativa, é endomórfico. Dessa camada do nosso corpo nascem os mitos da criação, da Terra como Grande Mãe, até mesmo a teoria da evolução, da nossa vinda do oceano.

Antes do surgimento dos poderosos caçadores mesomórficos, vivíamos cercados pela abundância da natureza. Estávamos empenhados na coleta de alimentos. A condição era de não-separação entre nós e o nosso ambiente.

Uma imagem somática que reflete essa vida é a da Vênus de Olendorf: grandes quadris, grandes seios – os símbolos da fertilidade e da abundância da existência. Essa imagem é parte da nossa estrutura, parte do nosso inconsciente somático. É o endomorfo em todos nós. Ela aparece em nossos sonhos, visões e relacionamentos amorosos. Todos nós crescemos no ventre da nossa mãe – o Jardim do Éden, uma parte da experiência inicial de cada um. O mito endomórfico está fundado em nossa primeira experiência corporal.

## Os mitos mesomórficos

Esse primeiro mito é seguido pelos mitos de autodeterminação ativos da fase mesomórfica. A era mesomórfica está repleta de histórias de caçadores e guerreiros.

## As urgências da vida

Existem outros mitos e imagens somáticas que expressam os impulsos da vida. Tiramos nossos papéis desses mitos e imagens. Os mitos sobre ser dionisíaco. Sobre a lealdade de Parsifal. Mitos sobre controlar a natureza, sobre ser influenciado por nossa própria natureza. Existem mitos sobre transformar a natureza – as histórias de alquimia ou de romantismo. Esses são os mitos do despertar, da criação, da autoformação. Eles falam da habilidade do corpo para imitar papéis, para torná-los parte de nós mesmos. Nos mitos, encontramos personagens que ressoam dentro de nós, e usamos os mitos para criar ordem a partir da nossa própria experiência.

## A era mítica hoje

Na história da humanidade, passamos pela era mitológica endomórfica, bem como por uma herança mesomórfica, forjando mudanças. Agora, começamos a explorar o ectomórfico, o papel do indivíduo. Esses ectomorfos são coletores de informação, pesquisadores, agricultores sensoriais, atores visuais digitais, que vivem nas imagens e numa realidade descorporificada. Desejamos imagens daquilo que deveria ser. Somos como as esculturas de Giacometti, corpos sem um interior, silhuetas sem dimensão.

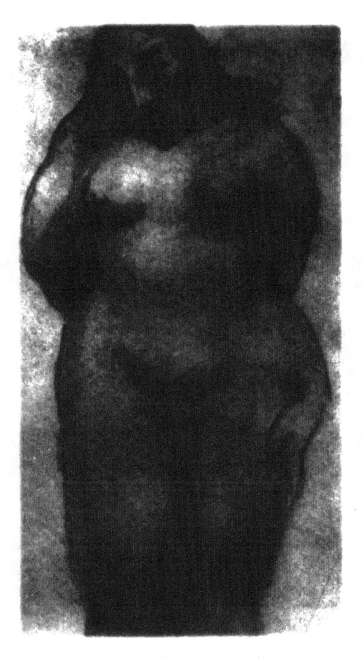

PABLO PICASSO, "NUDE WOMAN STANDING", 1906
© *2001 Sucessão Pablo Picasso*

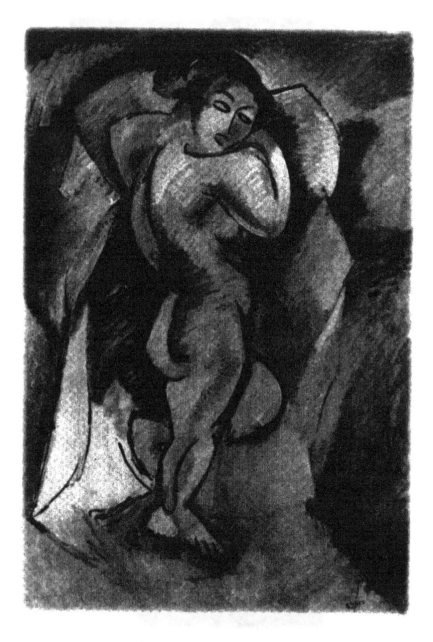

GEORGES BRAQUE, "LARGE NUDE", 1908
© *2001 ADAGP, Paris*

PARTE II

# Entrando na vida formativa

Cante em mim, Musa, e por meu intermédio
conte a história daquele homem habilidoso
em todas as formas de luta.

HOMERO, *Odisséia*

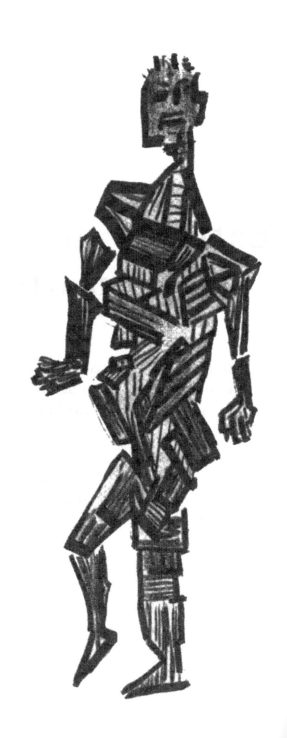

CAPÍTULO 3

# Terra devastada

O NOSSO OBJETIVO como seres individuais corporificados é manifestar o processo somático como uma experiência mítica. Ao perdermos a nossa realidade somática, tornamo-nos habitantes de uma terra de ninguém: o mito do corpo abandonado. Preencher-se novamente é o Graal.

STANLEY KELEMAN

*Houve uma transformação tão rápida nos contatos econômicos e sociais da nossa vida – eles mudam tão depressa agora – que nada é estável e você precisa fazer tudo sozinho. Você precisa irromper nesse campo não-interpretado para descobrir a própria interpretação mítica. Esse é um desafio. Um desafio difícil, mas do qual pode dar conta. Se você se perceber num papel arquetípico qualquer na sua vida profissional, e dramatizá-lo arquetipicamente, teremos uma visão muito mais instrutiva de nós mesmos. Sem essa visão, estamos numa terra devastada.*

Joseph Campbell

*Abandono*

Em certa fase, quase abandonei a mim mesmo, aquela pessoa da rua, vital e emocional, o filho de imigrantes, para me tornar alguém super-racional e objetificador. Perseguindo a excitação mental, eu não percebi que estava imobilizando a mim mesmo. Ao encontar meu caminho de volta para minha herança somática, comecei a viver a partir do "estar vivo" corporal para moldar, a formar uma vida a partir daquilo que me foi dado. Corporificado, aprendi que podia criar uma vida pessoal a partir do processo somático não-pessoal. Descobri que a Terra Devastada estava relacionada a abandonar, ou ser cortada, a vida corporal. Abandonamos o corpo em nome de racionalidade e linguagem, símbolos e signos. O cérebro organizou uma realidade de imagem e pensamento, ao venerar a vida invisível da consciência. Nós existimos numa Terra Devastada, onde as imagens vampirizam a vitalidade do soma, onde o pensamento está enamorado pelo próprio reflexo. Estamos vagando no deserto, sedentos e ressecados, porque as águas profundas do soma não estão mais ao nosso alcance. Vivemos na Terra Devastada, onde os nossos corpos existem apenas para os propósitos da mente.

*Objetificando o corpo*

Se enxergamos o nosso corpo como uma coisa, se o vemos somente como um processo biológico objetivo, deixamos de compreender a nossa forma interior de estar corporificado. Nosso interior somático vira exterior, objetificamos a nós mesmos. Como seres corporificados, temos um conhecimento subjetivo do divino, o eterno processo organizador protoplásmico. Estar fisicamente presente em nossa vida é estar numa terra animada. Viver como uma imagem é estar numa Terra Devastada.

O corpo tornou-se vítima do seu próprio processo de produção de imagens que se descontrolou. O corpo possui um maravilhoso equipamento para organizar imagens e conceitos complexos, arrumando-os de modo a dar-lhes uma ordem pessoal. Usamos o cérebro para tornar nosso próprio corpo um objeto. Originalmente, esse processo de criação de imagens destinava-se a organizar a experiência. Agora, ele tomou o lugar da experiência corporal. Usando o processo de criação de imagens dessa maneira, destruímos a base da nossa consciência tissular.

A mitologia fala da experiência organizadora: de nossas origens como um processo vivo, de como preservar a experiência de nossos ancestrais. Ela faz histórias sobre o nosso lugar no mundo e o nosso lugar num trecho do *continuum* do tempo. Mas, em certo ponto, a capacidade de formar imagens, e então símbolos, começa a tomar conta de nós. O significado do símbolo torna-se um substituto da própria experiência.

### O corpo humano como um arquétipo

O nosso padrão básico de animação é um arquétipo. O corpo humano, um antigo padrão corporal, está sempre presente. O padrão não é apenas a forma humana ereta, é também o padrão excitatório básico que experienciamos como o impulso de reproduzir, de estar junto, de formar hordas, nutrir, cuidar dos outros. Mediante esse padrão, temos empatia com todas as criaturas vivas. Nós nos reconhecemos nelas. No plano mais aparente da nossa vida, conhecemos o corpo como forma pessoal, nós o vivenciamos como um mito familiar. "Seja como o seu tio, os santos, os filósofos." Ou como um mito social. "Seja educado, seja racional." Somos simultaneamente antigos e modernos.

### A imagem idealizada

Quando idealizamos a imagem em lugar da experiência corporal, nós nos descobrimos vivendo na imagem. Atualmente, grande parte da sociedade se organiza de maneira que se coloca à parte da sua própria natureza. A natureza tornou-se uma fotografia, uma idéia, um símbolo, uma imagem no cérebro – e o mesmo aconteceu com o corpo. Vivemos na imagem do corpo, não no corpo.

### Experiência direta e indireta

Vivemos em duas esferas: a esfera da experiência direta e a esfera das imagens representativas. Ser capaz de viver nas duas esferas e realizar um diálogo entre elas é a verdadeira natureza da existência somática. Assim, não há dualidade – apenas o reconhecimento de duas esferas diferentes. O fato é que confundimos uma com a outra; e, ao fazê-lo, perdemos o contato com o corpo. A imagem – não o corpo – tornou-se a nossa experiência direta.

## Freud e natureza

Em geral, não percebemos que Freud colocou a natureza dentro da pessoa. Isso contribuiu para uma mudança gigantesca no campo da percepção, mas continuou despercebido por cinqüenta anos. Até Freud a natureza estava lá fora. Você caminhava pelos bosques e via a natureza e tinha uma relação com o mundo natural. De repente, depois de Freud, a discussão não era mais sobre a relação com a natureza, mas da natureza na forma do inconsciente, na forma da libido dentro de você. Atualmente, a natureza não está mais "lá fora"; ela está dentro de você. Com essa torção da nossa experiência da natureza, começamos a experienciar o corpo como as imagens do cérebro. Essas imagens substituem a experiência somática. Onde anteriormente compreendíamos a imagem por meio da experiência, agora compreendemos a experiência apenas pelo que seus símbolos querem dizer.

## A necessidade de imagens

À medida que você se distancia da vitalidade da experiência, precisa de imagens intensificadas num alto grau para conseguir uma resposta "adrenalizada" – para se fazer sentir vivo, para conseguir sentir os seus papéis. E você não vê mais esses papéis dramatizados no mundo natural. Por que as imagens em nossa cabeça são tão preciosas para nós? Originalmente, elas expressavam uma maneira de saber o que estava acontecendo dentro de nós, de nos relacionarmos com a nossa experiência interior. As imagens em nosso cérebro funcionavam como uma conexão interior. Agora, essa função do cérebro tornou-se um ídolo a tal ponto que perdemos de vista sua fonte.

## Imagens e distanciamento

Hoje, consideramos as imagens que vêm do cérebro como se fossem a criação em si mesma, consideramos imagens a própria realidade. Criamos uma imagem e, então, dizemos que somos a imagem. Assim, a imagem que o corpo faz é quem nós somos. Estamos enamorados pelas imagens na mente do corpo; desconhecemos o corpo mesmo.

À medida que vivemos o excitamento das imagens do nosso cérebro, o corpo distancia a si mesmo da sua própria experiência emocional e somática. Uma vez que não experienciamos o corpo natural, ficamos dependentes de imagens para nos estimular, para nos fazer sentir vivos. Confundimos a distinção entre experiência mental e experiência orgânica. Essa diferença transforma o nosso mundo numa Terra Devastada.

## A experiência e o corpo

A experiência é parte do processo auto-organizador do corpo, um padrão de resposta, pelo qual o corpo sabe aquilo que é e o que está em via de ser. Nesse sentido, o fluxo de experiência na forma de emoções, movimentos, sensações, cria no cérebro uma imagem anatômica do que está acontecendo ou do que já aconteceu. As respostas do corpo fazem uma imagem anatômica e, então, uma imagem auditiva ou visual, elas vão junto. Quando elas estão dissociadas umas das outras, vivemos nas imagens, sem um corpo. Ou vivemos como um corpo desprovido de imagens de si mesmo.

A experiência básica do corpo são seus pulsos, que organizam realidades múltiplas em camadas de expansão e contração; de plenitude e vazio. Esse processo gera dois tempos: o tempo do evento e o tempo da resposta, da codificação do evento. A duração do evento e o seu *imprint* organizacional, que são o presente e o passado, têm lugar na mesma pessoa. Mantemos em nossos tecidos o evento real e uma organização de uma imagem do evento. De um único evento, organizamos o experiencial e o simbólico.

## Maturidade a partir da Terra Devastada

O nosso corpo gera aspectos separados de uma experiência com diferentes enquadres temporais. Mas, em nossa cultura secular, desprezamos o sentido subjetivo de tempo do soma. Nós o identificamos como o tempo nebuloso do sonho. Tentamos lhe atribuir realidade, conferindo um significado social às suas imagens. Ao fazermos isso, estamos tentando objetificar um processo, em vez de viver a partir dele. Quando começamos a ficar íntimos do pulso e da qualidade da experiência somática, começamos a apreciar essa experiência como mito, fora do tempo objetivo, como mito que forma o saber interno. Ao aprendermos a viver novamente das nossas respostas orgânicas, o soma se produz a si mesmo, aprofundando os seus sentimentos e imagens. Dessa maneira, construímos uma maturidade a partir da Terra Devastada.

CAPÍTULO 4

# Corpo como imagem, experiência e imaginação somática

O QUE CONSEGUI reconhecer é que o corpo engendra a sua visão do futuro. A criança lhe diz que homem quer ser quando crescer. "Eu quero ser bombeiro." Mas a verdade é que crescemos para ser aquilo que o nosso corpo deseja que nós sejamos. A imagem somática está diretamente relacionada ao processo biológico. Estou falando apenas das imagens que vêm do próprio processo corporal, não das impostas pela sociedade. O desejo pode ser uma imagem no seu cérebro ou uma imagem em ação. Se o desejo não está corporificado, não há expressão e resposta. O desejo do soma organiza uma imagem de ação.

STANLEY KELEMAN

∾

*Campbell:* Tenho uma lembrança na minha história que é bastante importante. Nos últimos anos de faculdade, os meus ver-

47

dadeiros interesses eram tocar numa banda de jazz e praticar atletismo. A música e o atletismo eram as coisas às quais eu realmente estava ligado. Então, fiquei fascinado pelos romances arturianos e a sua relação com o mitológico que me interessava como criança. Eu sabia que se fosse entrar seriamente nesses temas e extrair a essência deles, aquilo que era o centro da minha vida seria abandonado. E foi o que aconteceu. Fui para a Europa como acadêmico, estudando na universidade, tendo já as pistas de como estudar esse material que me animava tanto. Eu não estava fazendo isso por ninguém, mas por mim mesmo.

Em Paris, eu me sentava no jardim de Cluny. Eu passara um ano estudando o material filológico da antiga gramática francesa antiga relacionada ao latim medieval. De repente, eu compreendi: não me importava a mínima com as leis da etimologia das palavras passando do latim para o francês antigo e o provençal. O que realmente me prendia àquele material era a parte mitológica. Com essa decisão, abandonei o Ph.D., abandonei toda aquela coisa. Aquilo nunca me tocava. Era uma decisão de vida, porém, feita sobre uma escolha de imagens. Será que as imagens desse caminho acadêmico somam uma experiência para mim ou são simplesmente algo que estou levando para conseguir a recompensa de um título de Ph.D.? Ou eu devo seguir a minha estrela?

*Keleman:* Mas a organização somática do músico e do corredor ainda estão em você, presentes na sua imagem como pessoa. Elas ainda têm um papel na modelagem das suas decisões.

*Campbell:* Aquelas eram coisas que eu estava vivendo.

*Keleman:* Você nunca desistiu delas. É tão óbvio e evidente que você ainda é o corredor, na maneira como você se move, mesmo hoje em dia. Posso falar disso com relação à sua lembrança. Posso falar disso como uma organização somática feita para se destacar, um endurecimento do corpo para vencer. Isso está presente na imagem que Joe Campbell mostra ao mundo. A atividade específica foi abandonada mas a forma somático-emocional está presente em você. Está presente na forma do seu corpo, na maneira como você se move, em seu modo de transferir aquela experiência de uma área de interesse para outra. Como você conseguiria se livrar da imagem corporal do corredor?

Por outro lado, as imagens do doutorando não foram plenamente somatizadas em você. Você começou a se basear em imagens alheias sobre estudar. Mas, ao excitar-se, reorientou a si mesmo para um objetivo diferente. Você mobilizou uma imagem de acadêmico. Você começou a mobilizá-la ao ter uma imagem mental e emocional: "Espere aí um minuto. É assim que vou usar a mim mesmo. Vou encarnar essa visão". Esse impulso formou Joseph Campbell, o acadêmico que entrou na floresta da mitologia para ir em busca do Graal, para dar ouvidos à música da antiga aventura.

Da nossa experiência surge uma imagem somática interior. Essa imagem pode entrar em conflito com as imagens somáticas da sociedade que estruturam a nossa vida. No seu caso, essas imagens não estimularam a experiência inata. Quando a sociedade impõe uma imagem que não está relacionada à nossa profundidade visceral corporal, ela não pode ser corporificada profundamente. As imagens da sociedade destinam-se a utilizar a vitalidade do nosso corpo. Se nos isolarmos de nossas próprias emoções, as imagens externas não viverão em nós. Elas ficarão descorporificadas.

∽◎

## Duas imagens

Um médico amigo meu contou-me uma experiência que teve enquanto estava no hospital sendo tratado de uma arritmia cardíaca. Um aparelho ligado a uma câmera de TV tirava fotografias do seu coração. Num momento de choque, ele se deu conta de que aquilo que ele estava vendo era o seu coração. Ele ficou espantado ao ver o seu coração fibrilando, ao mesmo tempo que sentia os batimentos irregulares no peito. Havia duas imagens: a imagem visual do coração na sua frente e o padrão de batimentos em seu peito, que não parecia normal.

Comentei com meu amigo que a dor que ele sentira ao dar entrada no hospital estava no seu rosto, e a maneira como ele comprimira o peito era uma imagem que alertou o médico a se preocupar e agir. Meu amigo concordou. O seu órgão interno começara a agir de maneira imprevisível, os batimentos cardíacos não combinavam com a imagem neural em seu cérebro e as sensações no seu peito também não combinavam com o padrão de sensações que ele estabelecera como o seu normal.

Nessa história, temos a imagem como um padrão visual, um padrão de órgão, um padrão emocional e um meio de comunicação. Temos uma imagem somática gerada pela dor interna que atua como uma imagem emocional para nós mesmos e para os outros. Uma imagem está em nosso cérebro, a outra está no corpo como um todo, nos tecidos dos órgãos de comunicação.

Os batimentos do coração são um pulso contínuo, uma imagem anatômica animada, mótil. A imagem que o coração cria com seus batimentos é reconhecida pelos tecidos ao redor dele. O corpo em volta do coração responde ao padrão de batimentos cardíacos, assim como as outras pessoas respondem quando a imagem se torna uma expressão emocional. A imagem somática é um processo organizado pelo organismo como uma forma de se comunicar consigo mesmo.

### Imagem herdada

O nosso processo somático organiza suas próprias imagens herdadas. Ele organiza a imagem do corpo humano – dois braços, duas pernas, dois olhos, posição ereta. Ele organiza diferentes imagens corporais: o jovem, o adulto, o adulto em envelhecimento. Todas essas formas se comunicam com outras. O processo somático também organiza formas que dão expressão pessoal ao nosso corpo. Possuímos a nudez herdada que revela o nosso sexo – a imagem da nossa masculinidade ou feminilidade – para que todos vejam. Temos contrações e posturas pessoais que ocultam, por vergonha ou medo, a nossa imagem corporal básica. Medo, desejo, alegria, orgulho, compaixão são parte das imagens do soma, assim como dor interna, expressão de expectativa e nossa forma pessoal interna de poeta, cantor, amante. A imagem é uma estrutura viva.

## Projeto e forma herdados

Todo organismo vivo possui um projeto herdado para seu crescimento, replicação, diferenciação e forma. Esse projeto ou padrão codificado e as formas corporais que o acompanham são imagens orgânicas, imagens de eventos passados que ainda estão presentes e imagens do futuro que ainda não estão corporificadas. O crescimento embriológico, com suas formas dramáticas que aparecem rapidamente e, com a mesma rapidez, transformam-se em outras formas – de blástula a embrião, a feto, a criança –, manifesta esse projeto herdado. As imagens orgânicas que organizam, agregam e mantêm a nossa forma são aquilo que chamo de imagens somáticas.

## Gestos volitivos: o sorriso proposital

A capacidade do organismo de preservar suas respostas e torná-las parte de nosso processo é parcialmente volitiva. A capacidade do cérebro do corpo de influir sobre a imagem que ele tem do corpo de que é parte nos proporciona um *self* pessoal corporificado. Mostrar uma imagem de ternura – o sorriso – é involuntário, ser capaz de repeti-lo é volitivo. Repetir o gesto de ternura significa incrementar as relações do corpo e o crescimento dele.

O processo somático é um reservatório de formas herdadas, de imagens corporais e de comportamentos do passado. Nós, como seres vivos no presente, estamos conectados a um desfile de formas ancestrais. Herdamos os nossos ancestrais e os vivemos no presente. Viver é o processo de concretizar e desenvolver a nossa imagem pessoal e herdada.

O estudo dos seres humanos é o estudo do processo de corporificação. No processo corporal descobrimos o nosso cosmos interno – os sentimentos, as imagens e os sons que organizam o nosso comportamento pessoal.

## A estabilidade de forma e padrão

Para mim, uma imagem é o mesmo que um padrão. É uma organização celular, uma forma somática complexa, específica. A forma do nosso corpo é uma imagem do nosso corpo animal e pessoal. A forma, como imagem, tem duração e é relativamente estável. Ela é organização corporal em câmera lenta. Inversamente, um padrão de movimento também é uma forma. Assim, a maneira como uma célula ou um animal se move é um padrão que forma uma imagem a qual reconhecemos. Os nossos sentidos reconhecem essas formas moventes no espaço. O corpo também reconhece sua própria motilidade de órgãos interna, as imagens moventes de si próprio. Essas organizações móteis internas e externas são, para mim, imagens somáticas e a base da nossa auto-identidade.

## Formas naturais e imitáveis

Existem também imagens somático-emocionais – o rosto zangado, o punho cerrado, o encolhimento depressivo. Reagimos a essas imagens emocionais nos outros, assim como eles reagem a elas em nós. Respondemos com a nossa própria imagem emocional somática – fazemos cara feia, sorrimos agradavelmente ou qualquer outra coisa. Finalmente, existem imagens somáticas que emergem do nosso padrão genético herdado – as formas corporais do meso, do endo ou do ecto. Algumas imagens somáticas emergem naturalmente. Outras, porém, são formadas pela imitação. Não é fácil criar padrões corporais a partir dos sentimentos internos, dar a estes uma expressão externa. Esses são atos formativos. Por esse motivo admiramos e imitamos artistas, atores, atletas.

O nosso mito moderno trata da decodificação da criação, da compreensão do código genético. O mito da criação também é o mito da nossa evolução biológica. Para mim, existe ainda outro aspecto adicional ao mito da criação e da evolução que é o vir a existir da subjetividade do corpo. O mito parece falar aos estados somáticos internos. Para mim, o mito trata do nascimento e da evolução da experiência subjetiva interior do corpo.

Embriogênese é cosmogênese, o nascimento do corpo é o nascimento do cosmos emocional interior. E essa experiência prossegue, está presente agora. A partir do momento da concepção, a organização das nossas imagens somáticas do passado está disponível para nós como um guia para estarmos no mundo, no presente.

52

O pai das imagens somáticas é o processo corporal de criação de forma e expressão. E esse processo estende-se até o passado pelas camadas da nossa história evolutiva. A série de corpos que organizamos e vivemos em nossa corporificação pessoal – a criança, o adolescente, o adulto – é o corpo duradouro. O corpo duradouro também são as formas genéticas que herdamos das formas corporais dos nossos ancestrais, sejam elas ecto, meso, endo. Dentro de nós, temos o homem das cavernas, bem como o homem moderno.

## O corpo duradouro*

O corpo duradouro é a cadeia de corpos da qual somos parte. O ser humano é um amálgama do panteão de imagens somáticas. Os diferentes corpos da nossa história – pessoal e impessoal – estão em nossos sonhos. O mito também nos apresenta as imagens corporais de diversas idades e eras. O complexo de imagens somáticas proporciona à nossa imagem somática atual uma organização e uma dimensão, uma estrutura que tem duração.

O corpo duradouro é a seqüência dos corpos que tivemos desde o início da concepção humana. Esses corpos existem agora, não como lembrança, mas como estrutura. Eles ainda estão aqui, funcionando. É um corpo ao lado do outro, por assim dizer. A maior parte do tempo, estamos em contato com o corpo da superfície, porque a percepção é na maior parte do tempo um fenômeno de superfície. Isso não significa que os outros corpos não estejam aqui.

Nós somos mais do que um processo bioquímico e, certamente, não somos máquinas. Ou uma composição química, um arranjo fisiológico que, acidentalmente, desenvolveu uma forma funcional. O soma é um sistema ecológico, como a Terra. Uma camada de vida, antiga, mas totalmente parte do presente, ambientes numa configuração. Quando você diz "o meu corpo", está falando de uma colagem de ambientes, de um mundo somático organizado, a que todos se referem como "eu".

---

\* Keleman usa "long body", pois não encontra uma tradução mais adequada no português. (N. do R. T.)

*Em Finnegan's Wake há uma coisa linda a respeito do corpo duradouro. Joyce tem a imagem do Liffey como a heroína do livro. Esse rio nasce nas montanhas ao sul de Dublin como uma menininha que brilha, que dança, correntes que se juntam alegremente. Então, o fluxo vira um pouco para o Oeste e depois para o Norte, atravessando as áreas suburbanas – uma região encantadora que circunda Dublin – como uma mulher jovem e a seguir como uma senhora, a mãe, ao centro da família. Então, desvia-se para o Leste e atravessa Dublin como um rio sujo de cidade, juntando todo lixo urbano e carregando-o para o mar.*

*No mar, ele se reúne novamente com seu pai Oceano, e o Sol levanta o vapor, formando nuvens no útero azul do céu, e as nuvens então cobrem as colinas de Whitlow e liberam a água que cai na terra e tudo começa de novo. Esses são os estágios da vida de uma mulher, mas que estão todos lá, simultaneamente. Mesmo que você esteja nas colinas de Whitlow e depois vá para Dublin e então para o campo, você vai ver os diferentes estágios dessa vida, como se eles estivessem presentes todos ao mesmo tempo agora. Tudo está lá, junto, os estágios existem simultaneamente.*

*Nós somos um processo de imagens somáticas – algumas do nosso corpo externo, algumas de dentro do corpo, uma continuidade de imagens. Mesmo na sua infância, a sua velhice está lá, esperando por você.*

Joseph Campbell

## Comportamentos são parte de uma biblioteca

O comportamento é um complexo de imagens somáticas. Nós somos um arquivo de imagens que se movem. Essas imagens são parte da psique somática. Como adultos, há momentos em que somos o homem primitivo e outros, em que somos o pai racional no comando. Algumas vezes, temos expressões sem referência alguma para nós.

Trabalhar com o corpo como um processo é ver que as expressões do soma têm uma estrutura e que essa estrutura é um complexo de imagens. Essas imagens sociais e emocionais inatas ou aprendidas são um comportamento e um modo de comunicar as nossas intenções a nós mesmos e aos outros. Ao fazermos experiências com esses padrões de expressão, começamos a organizar outras imagens corporais, e a estrutura estabilizada torna-se mais móvel.

## Visão de mundo e estrutura somático-emocional

Quando uma pessoa conta um sonho que tem um significado pessoal para ela, ou um mito que associa com seu conflito, observo seu padrão gestual e a postura somática que usa. Essas expressões são parte da nossa maneira de expressar emoções complexas. Identifico essas imagens emocionais e tento determinar se elas são inatas ou aprendidas. Digamos que eu observe uma rigidez na parte superior do corpo e no pescoço. Essa rigidez parece vir de uma atitude de retraimento ou medo. Eu imagino: será que esse retraimento é uma imagem aprendida em casa para demonstrar respeito? Ou é a contenção que indica o medo de se aproximar ou de ser dominado pela excitação? Uma é a imagem inata do medo, a outra é uma postura social aprendida e uma imagem. As duas imagens sinalizam à pessoa que as organizou que ela está nesse estado de retraimento ou medo. Ambas informam também as outras pessoas a respeito de seu estado. Essa imagem somático-emocional se designa a estabelecer um relacionamento consigo mesmo ou com os outros.

Quando sugiro à pessoa para exagerar essa rigidez, para fazê-la mais intensamente, a imagem emocional fica mais vívida. Esse exagero pode então ser diminuído, trocando a imagem por uma organização menos intensa. O medo torna-se cautela, o retraimento torna-se timidez. Fazendo isso diversas vezes, para a frente e para trás, as imagens tornam-se mais móteis.* Esse método, do qual falarei num capítulo posterior, ajuda o soma a fazer diferenciações em seu arquivo de possíveis imagens emocionais inatas e aprendidas. A prática deixa evidente que o nosso processo corporal é um fazedor de imagens.

---

* Keleman estabelece uma distinção entre motilidade (involuntária) e movimento (voluntário). (N. do R. T.)

Se você trabalha somaticamente com as imagens emocionais de uma pessoa, tensionando, muda a maneira de essa pessoa reconhecer a si mesma. Como resultado, ela pode ficar desorientada ou ansiosa. Ela perde o sentido do seu corpo. Se não houver outra imagem somático-emocional corporificada e estabilizada, o senso de continuidade pessoal é rompido. A nossa tendência é desejar manter a nossa imagem somática atual, porque tememos a insegurança que vem antes que uma nova imagem se estabilize. Nossa estrutura somática determina a maneira como percebemos o mundo. Ela determina que estejamos no mundo do nosso próprio jeito. Quando trabalhamos somaticamente com as pessoas, elas contam novamente as suas experiências, de um modo completamente diferente de antes. As suas experiências de como estão (por exemplo, com um parceiro) alteram-se de forma dramática. As estruturas das pessoas mudam, dependendo da posição em que elas se encontram: deitadas ou em pé.

Nunca tive um cliente que percebesse um sonho da mesma maneira, deitado e sentado. Você pede a um cliente para ele contar o seu sonho em determinada postura somática. Então, depois do trabalho corporal, pede para ele contar o sonho novamente. A pessoa, depois de mudar sua postura somática, tem acesso a todo um conjunto de associações totalmente novo de onde retira um novo sentido. De repente, ela é um participante do sonho. Você realmente pode observá-la passar de um modo para outro à medida que muda a postura somática.

Baseado nisso, eu diria que a visão de mundo de uma pessoa depende de como ela está estruturada somática e emocionalmente. Assim, se você inibe a si mesmo de responder à informação corporal, emocional, você obtém um tipo de visão de mundo. Se você se permite responder, obtém outro tipo muito diferente, porque alterou a sua experiência de si no mundo.

CAPÍTULO 5

# O canto da sereia:
# a vida autêntica
# e a vida inautêntica

A SOCIEDADE ATUAL acredita que você pode ser tudo o que quiser ser. A imagem da mente domina. Você encontra um papel para representar então muda e diminui sua imagem somática, você a torna algo "melhor". Mas o que acho fundamental é experienciar a imagem somática, para conhecê-la como algo que você organizou a partir do interior.
STANLEY KELEMAN

ॐ

*Keleman:* As imagens enraizadas no soma são autênticas. Quando vivemos conceitos e imagens que não estão enraizados em nosso corpo, não acreditamos em quem somos. Quando o corpo perde contato com a própria imagem somática interior, ficamos alienados do sagrado. O herói do filme *Zelig*, de Woody Allen, é um adulto informe que toma sua identidade das pessoas famosas.

Ele não tem nenhum sentido de si mesmo; ele toma emprestada a identidade de outras pessoas. Ele acha que pode ser qualquer pessoa. Na verdade, ele existe sem corpo.

*Campbell:* Esses dois termos: imagem e experiência. A partir de uma experiência, podemos criar uma imagem que passa a governar a ação, que passa a impulsionar a ação. Numa sociedade tradicional, as imagens às quais você deve responder lhe são dadas. E elas podem não ser imagens operativas. A imagem está lá e você não a está experienciando realmente. Eu tinha um termo para definir uma imagem mitológica operativa – ela é um evocador de energia e um sinal de direção. Se ela não atingir os centros de energia, nada acontece. A imagem não apenas é gerada a partir de dentro. Encontramos também imagens fora de nós. Uma das intenções de um sistema mitológico é apresentar imagens evocativas, imagens que tocam e ressoam nos centros muito profundos do nosso sistema de impulsos e então nos encaminham desses centros aos centros da ação.*

Uma sociedade tradicional supre todas as imagens às quais se espera que você deva responder. A mitologia poderia ser considerada uma rede ou teia de modelos. Em nosso mundo, porém, tudo isso foi rompido. Uma infinidade de imagens exóticas chega a nós. Toda essa questão da imagem captada, em relações à qual o indivíduo ressoa, me parece ser um aspecto muito importante na educação – a imagem pedagógica. Isto é, o professor, o treinador, ou quem quer que esteja numa posição de ensino, torna-se ele próprio, modelo para o aluno. E, quando não temos seres humanos maduros ensinando, não temos modelos eficazes para ser imitados ou para estimular o crescimento. Isso é apenas o começo.

Essa imagem que nos é oferecida pede uma resposta que gere vida por parte da pessoa que a está vendo; teoricamente, uma imagem se apresenta evocando energias de diversos centros da psique. Digamos que ela funciona como uma espécie de ímã que atrai determinados sistemas de energia e, assim, proporciona uma estrutura de sugestão, construtora de vida, para que você construa a sua vida nessa direção. Atualmente,

58

o que as imagens oferecem não é o tipo de coisa que é oferecida por um bom professor ou uma pessoa de caráter. Uma criança na escola vê apenas o corpo de um grande atleta e diz: "Puxa, eu quero ter um corpo assim". Na sociedade tradicional, são oferecidos todos os tipos de modelos. Em nossa sociedade, temos de criar nossos modelos, por nós mesmos.

*Keleman*: O que nos faz acreditar que sabemos somatizar uma imagem a partir de dentro, corporificá-la? Minha suposição é de que a maioria das pessoas opera por meio da imitação de imagens externas. Nós perdemos o contato com a nossa própria imagem somática interior e com o processo de organizar uma imagem, em um ato. Digamos que um mito sugere modos de agir numa situação específica. O mundo mitológico expressa a luta do reflexo subcortical primário tentando manter o ambiente interno e tentando encontrar um modo de sustentar o seu metabolismo e forma corporal diante de encontros com situações excessivas. Nessa batalha, o cérebro subcortical depende do cérebro cortical para definir e refinar respostas reflexas imediatas. Esse diálogo interno entre uma organização herdada e seu cérebro cortical organiza um comportamento contemporâneo.

Na sociedade atual, a informação, os fatos e as imagens do cérebro em relação a como devemos ser são considerados realidade enquanto o mito e a resposta somática são vistos como ficção. Se você perguntar como uma pessoa deve ser, você obterá, por exemplo, um estudo científico a respeito de como se deve comer. Ou então um estudo estatístico de como deve ser a atividade sexual, em lugar de uma visão dos profundos processos subcorticais preliminares à imaginação somática erótica. Na conceituação formativa, o cérebro subcortical e os centros corticais cooperam na organização do comportamento corporal. Na sociedade contemporânea, a informação e os sentidos da visão e audição impõem imagens que suprimem ou dominam o *self* subcortical. Assim, nós, pessoas modernas, somos banidos do Éden para viver apenas nas imagens corticais do cérebro. As imagens constitucionais e a vitalidade do subcórtex são subjugadas.

Nas antigas culturas, acreditávamos profundamente em mitos e visões, em contar histórias a respeito de como experienciar, como usar nossos corpos. A sociedade utilizava canções, danças e rituais religiosos para dar sustentação a essas imagens míticas do corpo e às experiências que desejava que as pessoas tivessem.

O cérebro humano e as vísceras têm a capacidade de gerar imagem. O cérebro aprende a usar essa imagem para influenciar seu comportamento. Os batimentos cardíacos, o peristaltismo ininterrupto do intestino, o pulso e o tônus muscular produzem sensações que o cérebro organiza numa imagem neural e, depois, numa imagem visual.

O nosso corpo faz uma imagem de si mesmo no seu cérebro. Isso é chamado de imagem corporal ou imagem somática. A maneira como a expressão emocional do nosso corpo aparece para os outros também é uma imagem somática. A mitologia apresenta imagens, como as do acadêmico, do padre, do criado. Quando vivemos mediante essas imagens descorporificadas ou posturas somáticas vazias – papéis que não são enraizados nas emoções do nosso corpo –, falta a elas a força emocional para nos dar sustentação. Essas imagens são inautênticas porque mal corporificadas.

O nosso corpo tem uma capacidade inata para influenciar a si mesmo a partir da sua experiência emocional. Todas as civilizações têm rituais e imagens que nos capacitam a fazer isso. Usamos essas imagens como modelos. O diálogo interno-externo gerado por esses modelos nos ajuda a formar uma subjetividade pessoal: um conjunto de percepções e outro de movimentos musculares que podemos volitivamente ligar ao comportamento.

Todos nós estamos envolvidos com processo em cada dia de nossa vida, sabendo disso ou não. A maioria de nós não sabe como tentamos nos manipular a nós mesmos, para que gostem de nós, para sermos mais femininos, mais masculinos. Tentamos viver uma imagem, acreditando que somos essa imagem. Muitos de nós pensam que estamos manipulando a nossa mente. Mas, na verdade, trata-se de uma parte do corpo manipulando outra parte.

C. G. Jung via o mito como parte da matriz biológica. Eu o defino como originário das células dos nossos tecidos, uma imagem não-linear governada pelo metabolismo corporal. Há um pulso que inicia os ritmos naturais e as marés de luz, como aqueles que vemos

60

nos sonhos – um mundo onde as pessoas têm diferentes formas e o tempo é caleidoscópico e distorcido. É desse processo celular básico que as nossas imagens internas vêm à superfície como padrões somáticos: o guerreiro ou o sábio, a Grande Mãe ou a Amazona.

Essas formas somáticas estão encrustadas na estrutura genética. Platão as chamava de arquétipos. Os gregos antropomorfizaram essas forças poderosas em formas humanas, o seu panteão de deuses e deusas. Eles deram a cada uma dessas forças o nome de um deus. Assim, era possível dizer: "Aquele homem tem em si o deus do mar, a subida das marés e hormônios e tempestades excitatórias". Ou: "Aquele homem é raivoso, inconstante e imprevisível, como Zeus". Esses padrões de comportamento corporal eram vistos na natureza e a natureza humana era vista como natureza corporificante.

*Campbell:* Mito e corpo. Mito e natureza. A mente cria o mito, não a partir de seus programas racionais, mas em resposta a sugestões do corpo em relação àquilo de que ele necessita.

Essa imagem, força de imagem pedagógica, de onde vem essa imagem? Quem a oferece? Quem responde a ela? Por que toda uma constelação de imagens pode ser apresentada, sendo que apenas uma funciona?

O que é isso? Outra imagem estará se apossando de alguém sentado bem ao seu lado. Esse reconhecimento do seu próprio sistema de respostas é fundamental.

*Keleman:* A vida do corpo é a fonte dos nossos mitos. Oswald Spengler, em *O declínio do Ocidente*, fala das eras de uma cultura – primavera, verão, outono, inverno – e das suas formas de vida. Isso é verdadeiro no que se refere à vida do organismo, como *self* biológico e social, e para o nosso ciclo de vida pessoal. É disso que o mito é feito, a história somática. O mito tem a ver com o movimento do nosso corpo universal e pessoal.

A biologia é uma mitologia, e quando avançamos penosamente por todas as informações anatômicas e fisiológicas estamos lendo os mitos da ciência relativos ao que significa ser humano. E parece que isso quer dizer que o corpo é uma máquina, um Frankenstein excessivamente racional, objetificador, que pode ser programado para ser civilizado ou assassino.

A sociedade atual acredita que você pode ser tudo aquilo que quiser. As imagens da mente dominam. Você escolhe um papel para representar e, em seguida, modifica e reduz sua própria imagem somática, fazendo-a virar algo "melhor". Mas defendo que você experiencie a sua imagem somática para conhecê-la como algo que você organizou a partir de dentro. Você se torna íntimo da sua estrutura e fica sabendo como o processo somático nos mantém numa continuidade ao longo de toda a nossa vida. Esse é o primeiro passo.

Na sociedade atual, praticamos corporificação das imagens fabricadas por outros sobre como devem ser os seres humanos. Devemos ser poderosos, sensuais. Eu devo ser e agir como esse tipo de homem, esse tipo de mulher. Assim, começamos a praticar a corporificação daquela imagem externa, negando a nossa própria imaginação somática. Que imagem estou praticando ser? Que imagens pratiquei ser? E, naturalmente, que imagem está tentando ganhar forma a partir do meu próprio corpo?

*Campbell:* Nós podemos chamar uma imagem de máscara primária ou máscara antitética. A máscara primária seria o sistema de imagens que a sociedade impõe sobre você, à qual se supõe que você responda. Por exemplo, o menino que se espera que você seja, e a descoberta do menino que você é. Há uma diferença entre a imagem oferecida por aquela sociedade e a imagem potencial que está brotando internamente. Algumas vezes, é preciso voltar muito para trás para descobrir quais eram as verdadeiras imagens operando e dando a forma da sua vida. Elas não eram aquelas oferecidas pela sociedade.

Algumas das imagens que a sociedade oferece como modelos podem dar certo, você realmente pode operar daquela maneira. Outras não, e, nesse caso, você falsifica. Então, de certo modo, a sua vida torna-se uma vida inautêntica, uma vida da cultura. Esse é um dos temas da lenda do Graal, daquilo que é chamado de tema da Terra Devastada. Isso é mostrado por Wolfram von Eschenbach de maneira magistral. Ele defende que, no século XII e início do XIII, a maioria das pessoas estava vivendo vidas inautênticas. Professavam crenças que não possuíam, casavam-se com pessoas que nunca tinham visto antes, afirmando e tentando experienciar o amor. Pessoas que não tinham qualificações para funções que estavam desempenhando. Os representantes da vida espiritual na igreja eram pessoas sem nenhuma espiritualidade. Tudo era uma farsa. A descontinuidade entre a natureza e a imagem da sociedade era tão radical que tudo estava se dissolvendo e, finalmente, dentro de duzentos anos acabou.

De que maneira podemos trazer a vida de volta à Terra Devastada? Sendo alguém com aquilo que na Idade Média era chamado de coração gentil ou nobre, uma pessoa de sensibilidade rica e profunda para viver autenticamente. Não obediente, mas vivendo da espontaneidade da compaixão e da honestidade. Isso restauraria o mundo, seria frutífero. Isso seria comer novamente da Árvore da Vida.

Essas são duas imagens em que, de certo modo, acredito, estabelecem aquilo com o qual estamos lidando aqui. A máscara que você coloca sobre si mesmo, as noções morais de como você acha que deveria ser. Ou a sua superioridade, estar sendo como você "deveria ser". E então você descobre que, dentro de si mesmo, estava vivendo um menininho mal-humorado ou uma menininha malcriada, que seria desagradável ou malcriado deixá-los sair. Não seria algo experienciado apenas como negativo.

Você pode colocar uma máscara ou imagem social e viver em reação a ela o tempo todo, julgando a si mesmo com base no sistema de valores da máscara primária. Isso é tudo o que você é autorizado a fazer na ordem social tradicionalmente funcionante. Mas, em nosso mundo, está tudo em aberto. Você é capaz de trazer para fora a autenticidade do seu próprio potencial.

Qual é a imagem operativa no momento? A que lhe foi dada e você não conseguiu combinar com o seu próprio sistema de experiências? Ou aquela que realmente nasceu de dentro da sua experiência e lhe deu uma imagem em direção à qual se mover, como uma imagem pedagógica?

Muitas pessoas que ensinam sentem-se completamente entediadas, mas continuam ensinando porque isso lhes dá uma posição nesse clube, o clube acadêmico. O ensino é seco, elas são secas e entediadas. Conheço uma multidão delas e, provavelmente, você também. São pessoas que fazem algo que não experienciaram absolutamente. Elas a experienciam apenas como um dever a ser cumprido de maneira seca. Isso lhes é imposto. A sua própria experiência na literatura, na vida – você deixou que uma vida se construísse a partir disso? Batendo de frente contra as dificuldades que surgem por você não fazer as coisas que devia fazer? E se decidíssemos não fazer as coisas que se espera que façamos? O principal lucro é a sensação de um ato autêntico – e de uma vida autêntica. Ela pode ser curta, mas é autêntica e isso é muito melhor do que aquelas vidas curtas cheias de tédio. A principal perda é a segurança. Outra é o respeito da comunidade. Mas você ganha o respeito de outra comunidade, aquela da qual vale a pena ter o respeito. Talvez você perca uma vida organizada, adorável, com as coisas ocorrendo nos momentos tradicionais e nos lugares tradicionais. Você estará isolado de parte de você.

Abraham Maslow descobriu uma lista de ganhos mesquinhos para os quais muitas pessoas vivem. Eles são a sobrevivência, a segurança, o prestígio, as relações sociais, o desenvolvimento do ego. Quando li isso, eu pensei: "A pessoa que realmente vê por intermédio da imagem, que vê alguma coisa pela qual viver, sacrificará todos esses ganhos sem hesitar". Essas, de certo modo, são as palavras de Jesus: "Aquele que perde a sua vida irá encontrá-la; aquele que encontra a sua vida irá perdê-la". É disso que ele está falando. Abra mão da vida que lhe é imposta. Vá atrás de você mesmo. Então, você se achará na imagem maravilhosa da floresta escura, um lugar que você escolheu onde não existe trilha ou caminho. Quando você está no caminho de outro, você perdeu a sua vida.

*Keleman*: O corpo é a fonte das suas próprias imagens. Ele as fabrica, como um fabricante de roupas. E elas estão em sua cabeça e nos padrões musculares. "Eu vou ser um sucesso." Uma coisa é você ter esse pensamento e depois imitar alguém. "Vejo que ele é um estudioso, eu vou ser um estudioso." Eu empresto essa imagem do exterior. Mas, para realmente fazer alguma coisa – ler, escrever –, eu preciso sentar, pegar o livro e o lápis. Eu preciso me usar. Agora eu gerei essa imagem. Eu tenho uma representação experiencial direta em meu cérebro e corpo à qual recorrer a qualquer momento.

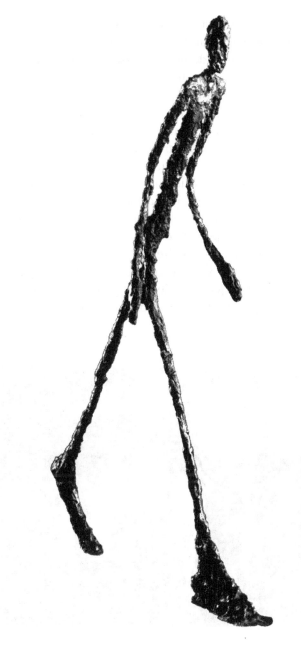

ALBERTO GIACOMETTI, "MAN CROSSING THE STREET"
© *2001 ADAGP, Paris*

*Campbell:* Quando o mito se torna eficaz como o corpo e quando não se torna? Quando é que a terra se torna uma imagem operativa, estrutura de um processo de vida? É disso que estamos falando aqui. Eu acho que a sua mensagem é muito boa. Um acontecimento ou uma experiência, o mito, pode ser apenas um acontecimento, algo que lhe é apresentado mas que não é seu. Afinal, que mito você está vivendo? Quais são as imagens do seu processo estruturante?

Quando é que a psique traz para dentro um papel e o transforma numa forma estruturante de vida, a partir da qual você pode agir quase com espontaneidade? Ela se torna parte da sua espontaneidade, transformando a Terra Devastada. Quais foram as suas espontaneidades no passado, que permaneceram pela vida? Elas são parte dessa estrutura orgânica em constante crescimento. É uma grande idéia. É algo para se pegar e juntar àquilo que consideramos como nossa experiência e, então, reorganizar toda relação com a nossa experiência.

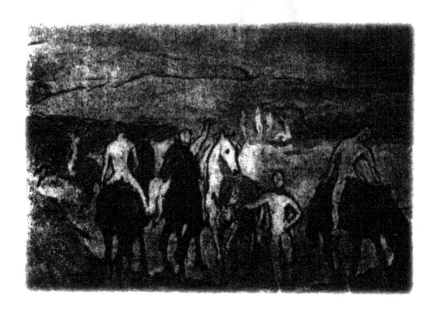

PABLO PICASSO, "LE MENEUR DE CHEVAL", 1905
© *2001 Sucessão Pablo Picasso*

PARTE III

# A jornada do herói:

## O inconsciente somático

O mito do herói fala do crescimento e da subjetividade do adulto.

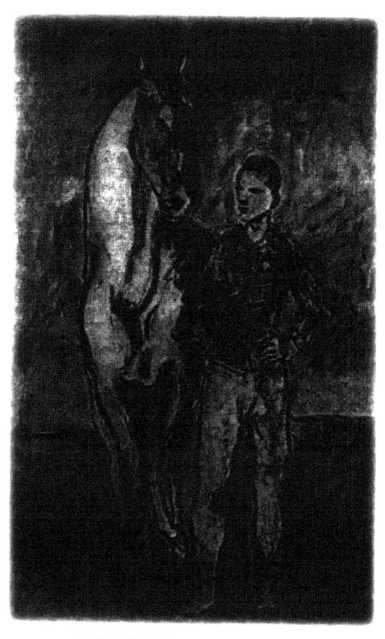

PABLO PICASSO, "BOY LEADING A HORSE", 1906
© *2001 Sucessão Pablo Picasso*

CAPÍTULO 6

# Parsifal: um mito formativo do Ocidente

## O corpo mutante do herói

A jornada do herói começa com a concepção. O herói torna-se um adulto que forma muitas formas. Sua busca ao longo da vida é formativa. Como o herói usou a si mesmo em situações desafiadoras torna-se o tema dos mitos. Os contos falam de como é possível usar a si mesmo física, emocional e imaginativamente para organizar as três camadas que herdamos – a ecto, a meso, a endo – e, em seguida, compartilhar nossas experiências com os outros.

## O herói moderno

O mito do herói é sobre corporificação. Ele nos mostra como aprender as lições da nossa corporificação à medida que superamos obstáculos, desafios e mudanças. A tradição surgiu na aurora da civilização ocidental com o mito sumério do herói mesomórfico Gilgamesh, que veio a substituir o mito endomórfico da Grande Mãe. O herói mesomórfico prossegue na *Odisséia*, de Homero. Em seguida, na Bíblia, os heróis ectomórficos Moisés e Jesus, que também acreditavam num deus descorporificado, passam a herança biológica.

69

*Parsifal,* uma história da Idade Média, fala da emergência e desenvolvimento da individualidade e do amor romântico. Parsifal representa uma trindade – o reaparecimento do herói endomorfo integrado ao ectomorfo e ao mesomorfo.

## O herói torna-se um indivíduo corporificado

O conto de Parsifal é uma história de aventuras sobre tornar-se um indivíduo complexo. Como Parsifal, lutamos para viver com oposições e contradições a fim de organizarmos a compaixão, a ação e o conhecimento. Começamos a formar uma realidade somática mais profunda, que inclui unidade e amor. A lenda de Parsifal também trata da individualidade somática – a organização das camadas ectomórfica, mesomórfica e endomórfica na configuração de um novo indivíduo.

## O corpo do desenvolvimento

Podemos acompanhar a história da mudança de Parsifal no fazer-se do corpo. Na parte inicial da sua vida, ele se sente atraído pela imagem e pelo código social da cavalaria. Essa imagem o inspira e o introduz ao chamado da aventura. A imagem da cavalaria influencia o seu corpo a partir de fora, a fazer aquilo que ele acha que deve fazer. Viver de imagens é uma função ectomórfica.

Então, Parsifal começa a dramatizar o seu modo de ser no mundo. Essa é a função mesomórfica. Ele obedece ao código dos cavaleiros e encarna o papel dramático do guerreiro.

Um evento significativo na história de Parsifal é a recusa do irmão em matá-lo. Parsifal entra em contato com a compaixão – e essa é a iniciação da função endomórfica. A forma final incorporada por Parsifal é a do endomorfo.

## A trama formativa

Esses três corpos do herói não se tornam integrados espontaneamente. Isso exige um esforço volitivo. Esse esforço pode ser visto como uma série de passos:

PASSO UM

O herói é mobilizado por um evento ou uma imagem. Para Parsifal, é a imagem da cavalaria.

PASSO DOIS

Parsifal começa a usar o seu corpo como um cavaleiro, à medida que imagina o que é ser um cavaleiro. Ele experiencia a forma do cavaleiro e do guerreiro. Todas as tentativas, todas as guerras, todas as jornadas têm um único propósito: estabelecer e encarnar o corpo do guerreiro, o guerreiro cavalheiresco, o guerreiro social.

PASSO TRÊS

A forma do guerreiro começa a ser inapropriada. Os eventos mostram a Parsifal que ele precisa mudar. Esse estágio da história inclui ser solicitado a deixar o Castelo do Graal. Ele ainda está amarrado pelos códigos alheios. Ele não sabe ainda como receber, ser compassivo, como ser o indivíduo, de si mesmo, ser sua própria forma, ser a sua própria pessoa. À medida que esse código vai se tornando menos útil, Parsifal começa a desorganizar a sua atitude. Ao desorganizar a postura do guerreiro, ele é capaz de receber a bondade e compartilhá-la.

PASSO QUATRO

A disposição de Parsifal para aceitar a compaixão muda a sua forma. À medida que a sua forma muda, surgem novas qualidades. Nessa história, o que emerge é a compaixão e a empatia.

Para receber alguém, é preciso abrir um espaço dentro de você e responder a isso. É necessário adaptabilidade e ternura em lugar de dureza. Ser continente à situação do outro, tanto quanto a sua própria, é ser outro tipo de herói. Os cavaleiros chamavam isso de "amour". Nós chamamos de empatia.

PASSO CINCO

Essa nova forma corporal – uma forma que agora é compaixão – é um homem que compreende, sente empatia e abraça. Essa forma é dura e, ao mesmo tempo, protetora. Parsifal retorna ao Castelo do Graal e promove sua reconciliação com o rei enfermo.

*O Graal representa um alto símbolo elevado
de preenchimento espiritual.*

Joseph Campbell

sar a si mesmo de um modo diferente é a chave da sua salvação. Não se importe em mudar o homem velho, o Rei do Graal, a quem falta o preenchimento necessário para sua posição. Não, a resposta permanece com Parsifal. O homem velho é afetado pela maneira como Parsifal usa a si mesmo.

STANLEY KELEMAN

# A lenda de Parsifal

RECONTADA POR JOSEPH CAMPBELL

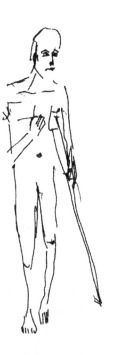

O Rei do Graal foi ferido. Como resultado desse ferimento, uma maldição foi lançada sobre toda a terra. O principal tema da aventura do Graal é a existência de uma terra que se tornou devastada e deve ser novamente trazida à vida.

## A vida inautêntica ferida

O rei Anfortas (em francês, "o enfermo") é um lindo jovem que não conquistou o título de Senhor do Graal e o Castelo do Graal. Ele os herdou. Em sua própria vida, ele não experimentou o preenchimento da sua posição. Um dia, quando está cavalgando, surge à sua frente um cavaleiro pagão,

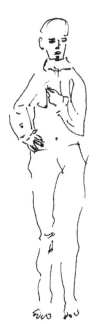

vindo da floresta. Esse cavaleiro é do Islã, da Terra Santa, e representa a natureza. Os dois se enfrentam e o cavaleiro pagão é morto. O homem da natureza é morto pela lança cristã. Porém, a lança do cavaleiro pagão castra o rei. Essa é a idéia do sobrenatural contra a graça natural castrando a natureza. A natureza da Europa contemporânea é a da Terra Devastada, que não vem do corpo, do coração, mas de algum ideal que lhe é imposto.

O rei volta ao castelo com a ponta da lança ainda na ferida. Quando a ponta é removida, nela está escrita a palavra "Graal". Isso significa que o ideal espiritual mais elevado está implícito no dinamismo da natureza. O Cavaleiro do Graal terá de ser alguém que age de acordo com a sua natureza, a natureza de um coração nobre. O cavaleiro que é candidato a isso não o sabe. É Parsifal.

73

*O corpo herdado*

O pai de Parsifal era um cavaleiro andante de nome Gahmuret. Um cavaleiro cristão que foi para a Terra Santa e lá serviu o califa de Bagdá. É morto, deixando uma rainha que espera um filho seu. Parsifal nasce herdando o caráter do pai. Ele é um jovem magnífico. Aos 15 anos de idade, indo para o campo, atira a lança e mata um pássaro. Fica surpreso e lamenta o que fez. Nesse momento, passa um cavaleiro. Era é o primeiro cavaleiro que Parsifal jamais vira! Logo, ele vê passar outros três cavaleiros que perguntam: "Você viu um cavaleiro passar por aqui?". Parsifal ajoelha-se pensando que são anjos. A única coisa que sua mãe lhe contava era sobre anjos. Ele diz: "O que vocês são?"; eles dizem: "Somos cavaleiros". "O que são cavaleiros?" "Nós somos cavaleiros." "Como alguém se torna um cavaleiro?" "Logo ali, na corte de Artur." "Onde é a corte de Artur?" "Na virada do caminho."

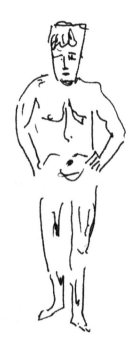

*A imagem social não-formada*

Assim, ele volta para sua mãe e diz: "Mãe, eu quero ser um cavaleiro". Ela desmaia. Ele sustenta a intenção e ela o fantasia de bobo, com camisa e calças de estopa, as calças curtas, no meio das pernas. Esse menino lindo, vestido de modo absurdo, monta no cavalo da fazenda com a sua aljava de lanças e sai trotando pela estrada. Ao aproximar-se da corte de Artur, vê sair dela um cavaleiro de armadura vermelha com um cálice dourado na mão. Ele cavalga para o pátio. Parsifal entra na corte e compreende o que está acontecendo. Esse cavaleiro é um rei de grande poder e importância que desafia Artur por achar que este se apossou de parte da sua propriedade.

Ele propõe um torneio para recuperar sua propriedade, entra e insulta a corte, pega o cálice dourado da rainha Guenevere e atira o vinho em seu rosto, dizendo: "Quem quiser corrigir isso venha me encontrar no pátio".

Nesse exato momento, Parsifal entra. Ele diz: "Eu vou ser um cavaleiro!", e cavalga para fora, ao encontro do sujeito no pátio. O cavaleiro vê aquele bobalhão se aproximando dele em seu cavalo velho e, não querendo insultar sua lança usando-a do lado certo, vira-a ao contrário e derruba Parsifal do cavalo. O cavalo e Parsifal caem por terra. Parsifal pega sua lança e atira-a direto através da viseira, no olho do rei. Essa não é a maneira de matar um rei. Assim, a corte de Artur foi duas vezes desonrada.

Artur diz: "Alguém vá lá fora ver o que está acontecendo". Vai um pagem que vê aquele palerma arrastando o cavaleiro de armadura vermelha, tentando despi-lo de sua armadura. Ele não sabe como arrancar a armadura. O pagem o ajuda a tirá-la e a vesti-la por cima de sua outra roupa e agora ele é o Cavaleiro Vermelho! Parsifal é ajudado a montar o poderoso cavalo de batalha do cavaleiro. Ele sabe como fazê-lo andar, mas não como pará-lo. Eles partem e ele está em plena aventura.

## Formando o corpo social

No imaginário medieval, o cavalo representa o dinamismo da natureza. O cavaleiro representa o controle do cavalo. Bem, esse sujeito está fora de controle e, ao anoitecer, o cavalo chega por si mesmo a um pequeno castelo rural onde há um velho homem chamado Gurnemanz, que perdeu três filhos em torneios. Ele tem também uma filha jovenzinha. Quem se avizinha da porta? Esse maravilhoso cavalo com o Cavaleiro Vermelho. Meu Deus! Assim, ele é recebido, mas quando o despem de sua armadura encontram o palerma. É um grande choque e um desapontamento. Mas o velho Gurnemanz reconhece um ho-

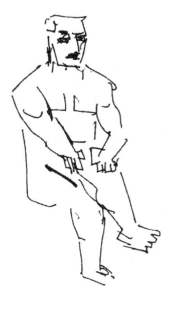

75

mem de qualidade quando vê um e percebe que esse é um rapaz e tanto. Ele o adota e lhe ensina as artes e manobras do comportamento de um cavaleiro, as destrezas do combate. Ali está um bom candidato. Entre as coisas que ele lhe ensina – e esse é um ponto crucial – é que um cavaleiro não faz perguntas desnecessárias. Finalmente, ele lhe oferece a filha em casamento. Situação de casamento padrão. Agora, o coração nobre. Parsifal pensa: "Eu não deveria receber de graça uma esposa, devo conquistar uma esposa".

## O corpo social formado

Há um tema encantador de partida em que Parsifal segue para a sua aventura, deixando as rédeas soltas no pescoço do cavalo. O cavalo o conduz a um castelo num vale. Novamente, ele é recebido, mas, dessa vez, sem aquela vestimenta ridícula. Quando a armadura de um cavaleiro é retirada, ele fica coberto de ferrugem. É preciso então lhe dar um banho e vesti-lo com roupas boas e macias. O castelo onde ele entra desta vez pertence a uma rainha órfã, jovem da sua idade cujo nome é Konduiramours – aquela que conduz para o amor.

Nessa noite, enquanto dorme, alguém chorando o acorda, por volta da meia-noite, ajoelhado ao lado da sua cama. Sua mãe lhe ensinara que só devemos nos ajoelhar diante de Deus. Assim, ao despertar e encontrar essa rainha, essa jovem, ajoelhada ao lado da sua cama, diz: "Você não deve se ajoelhar diante de ninguém, a não ser de Deus. Se você quer deitar na minha cama, eu vou dormir em outro lugar". Ela diz: "Tenho uma história para lhe contar. Se você prometer não se engalfinhar comigo, eu me deitarei com você e contarei a minha história". Ela, de fato, entra na cama e conta a sua história. "Há um cavaleiro nesta província vizinha que deseja o meu castelo, deseja a mim para sua esposa e quer me somar ao seu reino." Típica relação amorosa medieval. "Você viu o meu castelo e sabe como minha torre é alta. Você viu como o fosso é profundo. Prefiro me atirar daquela torre no fosso a casar com esse rei, que enviou o seu exército contra mim, com o seu comandante."

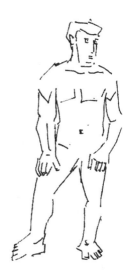

## O mesomorfo plenamente formado

"Bem", diz Parsifal, "isso não é problema. Eu o matarei pela manhã." Ela diz: "Isso seria apropriado e muito bom". Assim, pela manhã, a ponte levadiça é baixada. Por ela, passa o Cavaleiro Vermelho. Logo, o líder das forças do rei é derrotado e Parsifal arranca o seu elmo e está quase cortando a sua cabeça quando o cavaleiro diz: "Eu me rendo". Parsifal concorda e lhe devolve o elmo, afirmando: "Você irá até a corte de Artur e lhes dirá que é meu homem". Nos meses seguintes, diversas pessoas chegam à corte de Artur declarando que Parsifal, o Cavaleiro Vermelho, os derrotou. A corte pensa: "Meu Deus, nós realmente perdemos muitos homens aqui", e preparam-se para sair e descobrir onde está esse sujeito.

## O mesomorfo e seu preenchimento

Quando ele volta ao castelo, após ter despachado o cavaleiro vencido, sua pequena anfitriã prendera o cabelo para cima, como faz uma mulher casada. Agora, eles estão casados. Assim, eles vão para a cama. Wolfram diz: "Poucas damas de nosso tempo teriam apreciado aquela noite". Ele nem mesmo a tocou. Depois de três noites assim, ele pensa: "Oh, minha mãe ensinou...", e eles entrelaçam braços e pernas dizendo: "Oh, é isso o que já deveríamos ter feito". Isso significa que o casamento é primeiramente espiritual e o ato físico é sua consumação. Esse é o sacramento do matrimônio.

Eles têm um filho e já há outro a caminho quando Parsifal pensa: "Como estará minha mãe?". Na verdade, ela morreu no dia em que ele partiu. Mas ele não sabe. Agora, vem a próxima questão. Agora, ele é um cavaleiro bem-sucedido, famoso, realizado. E, também, um homem casado, com uma família, à qual é leal. Ele só deixa a família para buscar notícias de sua mãe. Aqui também há lealdade. É uma continuação. Tendo alcançado a realização na vida secular, ele está pronto para a aventura espiritual.

## O surgimento da qualidade endomórfica

Novamente, ele deixa as rédeas soltas no pescoço do cavalo e chega a uma lagoa. Nesta, há um barco com dois homens pescando. Um deles é o Rei do Graal. Parsifal diz: "Há algum lugar onde um sujeito possa passar a noite? Está ficando tarde". O Rei do Graal diz: "Há um castelo logo adiante. Se você chegar lá – as pessoas se perdem muito facilmente por aqui, mas, se conseguir chegar a esse castelo, basta chamar que eles baixarão a ponte e você estará lá –, se você o encontrar, eu serei o seu anfitrião esta noite". Naturalmente, é o Castelo do Graal e, quando ele chega, todos dizem: "Ahh, esse é o cavaleiro que romperá com o cerco".

Chegamos a esse cenário maravilhoso, que ocupa muitas, muitas páginas – é uma procissão alegórica, que simboliza as virtudes do Graal. O Graal é trazido e é um vaso de pedra. Agora, o Graal como o descreve Wolfram, é um vaso de pedra que foi trazido do céu por anjos neutros. Na guerra do céu, onde os anjos de Satã estavam lutando contra os anjos de Deus, de acordo com Wolfram, também havia anjos neutros. Estes trouxeram o Graal para a terra. O caminho entre o par de opostos. Não existe homem bom, não existe homem mau. A bondade e a maldade são relativas, elas não são absolutas. A realização mística abrange o bem e o mal. A religião da Europa é uma religião da polaridade. Deus e Diabo. A realização mística transcende todos os pares de opostos. Você se afasta do próprio centro, não no que se refere ao bem ou ao mal, ao que é útil ou inútil, mas para fora do seu centro. Isso curará o mundo. A única maneira de curar a Terra Devastada é essa transcendência de todos os sistemas conceituais.

## O endomorfo não-formado e a ausência de compaixão

A procissão começa. O rei é trazido. Ele não pode ficar de pé, nem sentar, nem deitar. Ele sente dor. Parsifal é tocado pela compaixão. Essa é a chave. Compaixão. Para além dos pares de opostos: "Eu não estou me defendendo. Estou me abrindo para o outro". Mas Parsifal retém a pergunta: "O que o aflige, Tio?", que teria curado o rei. Teria sido uma demonstração de compaixão. Em vez disso, Parsifal pensa: "Um cavaleiro não faz perguntas". Ele pensa na sua reputação social. Ele pensa na imagem do ego e se põe acima da compaixão. A missão fracassa. O rei, um anfitrião muito generoso, ao perceber que nada acontecerá, presenteia Parsifal com uma espada. A espada irá lhe falhar, contudo, num momento crítico.

A amada na vida de Parsifal é Konduiramours. Gawain é o Cavaleiro de Damas. Ele tem muita experiência. Gawain tem cerca de 36 anos quando viu uma mulher sentada ao lado de seu cavalo num caminho que estava seguindo e é imediatamente atingido pelo amor. Enquanto isso, a corte de Artur chega. Eles procuravam por Parsifal. Um castelo chamado Chateau Merveille teve seu encantamento quebrado por Gawain. Era um castelo onde quinhentas damas e cinqüenta cavaleiros eram mantidos sob encantamento, separados uns dos outros, e Gawain conseguiu libertá-los. Portanto, Gawain vai se casar e todos esses cavaleiros estão lá – é uma grande festa. Então, Parsifal chega. Parsifal é recebido e a festa de casamento continua e, como diz Wolfram: "Havia amor nos pavilhões". Foi algo adorável, encantador. Parsifal pensa: "Com tudo isso acontecendo aqui, eu só penso na minha esposa, Konduiramours. Não agüento isso. Eu vou embora". Assim, ele vai embora, por lealdade à esposa.

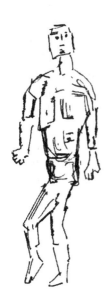

## Desorganizando o mesomorfo e iniciando o endomorfo

Enquanto cavalga, à sua frente, saindo da floresta, surge um cavaleiro pagão. Os dois se enfrentam. Eles derrubam um ao outro dos cavalos. Avançam com suas espadas e a de Parsifal quebra no elmo do cavaleiro e este, quando vê o adversário sem arma, atira longe a própria arma e diz: "Eu não luto com um homem desarmado".

Os dois sentam-se e tiram os elmos. Um cavaleiro é negro e o outro, branco. É o irmão de Parsifal. Há uma linda cena de reconhecimento de que o par de opostos é, na realidade, um só. Então Parsifal diz: "Há uma grande festa logo adiante. Talvez você queira desfrutar". Assim, os dois voltam para a festa e Wolfram afirma – o nome do outro cavaleiro é Feirfiz – que ele foi muito apreciado pelas damas, talvez por sua aparência interessante. Enquanto estão lá, chega o mensageiro do Graal e diz a Parsifal: "Você pode voltar ao Castelo do Graal". Ninguém jamais estivera duas vezes no Castelo do Graal. Isso só pode ser feito uma vez. Mas, por sua lealdade, ele pode voltar. Por causa do nobre coração do outro cavaleiro, que atirou longe a sua espada, ele também pode ir. Assim, temos um pagão e um cristão indo ao Castelo do Graal para ver o que acontecia. O importante é o coração nobre, a religião que se professa.

## O endomorfo plenamente formado

Voltamos ao Castelo do Graal. O rei está curado. Mas, quando aquela linda jovem entra carregando o Graal, percebemos que o cavaleiro pagão, o muçulmano, não consegue vê-lo. Tudo o que ele consegue ver são os lindos olhos da jovem. As pessoas discutem um pouco e concluem que o problema é ele não ter sido batizado. Entra um velho padre carregando uma pia batismal que está vazia. Ele a inclina na direção do Graal e enche-a de água. O nome do Graal é *Lapis Excilis*, um dos nomes da pedra filosofal, que representa o mesmo que o Graal: a união final dos pares de opostos nas alturas da realização espiritual transcendente. É isso também o que quer dizer compaixão. A união de um par de opostos. "Eu sou você" significa paixão entre nós. Compaixão. *Mitleid*. A pia batismal é preenchida com água alquímica. Feirfiz vai ser batizado. Logo depois de sê-lo, aparece uma inscrição no Graal.

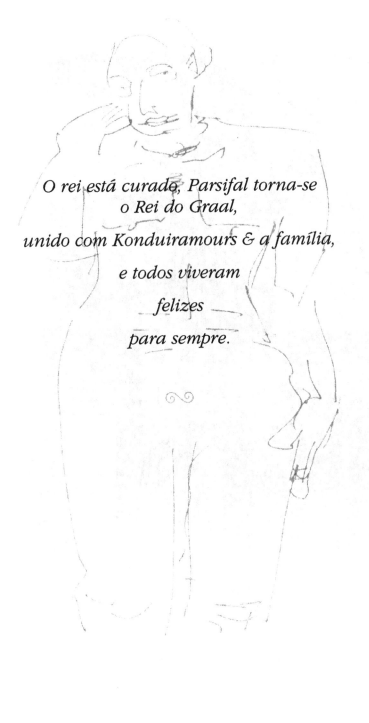

*O rei está curado, Parsifal torna-se
o Rei do Graal,
unido com Konduiramours & a família,
e todos viveram
felizes
para sempre.*

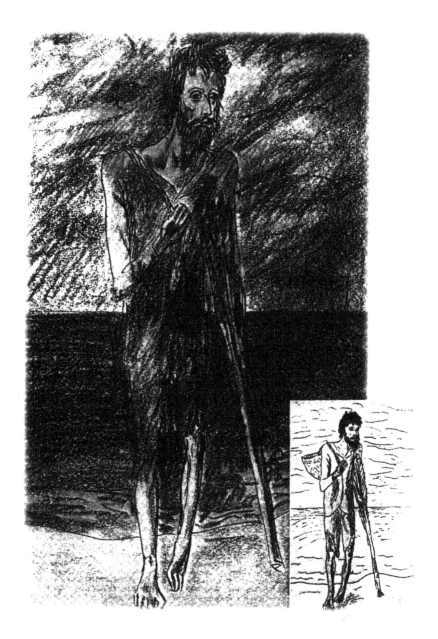

PABLO PICASSO, "MEDIANT À LA BEQUILLE", 1904
© *2001 Sucessão Picasso*

CAPÍTULO 7

# Compaixão, transformação e renascimento

*Keleman: Parsifal* é uma história que fala de como usamos a nós mesmos e nos formamos diante dos desafios da nossa vida. A busca de Parsifal é encontrar uma maneira de desenvolver a compaixão e a empatia. Com essas novas qualidades, ele cria um relacionamento com o rei, abrindo-se ao transcendente.

*Campbell:* O que me faz acreditar que vale a pena falar do mito de Parsifal é essa idéia de compaixão como a realização espiritual mais elevada. Compaixão significa "sofrer com". Como alguém pode experienciar o sofrimento e o perigo de outra pessoa, esquecendo a própria autoproteção? Espontaneamente, ele vai em resgate do outro, mesmo perdendo a própria vida. Isso é compaixão.

Esse é o reconhecimento de uma verdade metafísica. Você e o outro são um. Vocês são dois aspectos de uma mesma vida. Isso é ultrapassar pares de opostos, *isso sois vós*. Ultrapassar pares de opostos – bem e mal – é a chave para ferlizar a Terra Devastada.

Quando você se apega à idéia "Eu servirei e não me submeterei", em vez de se entregar à compaixão, então você sustém a honra em oposição ao amor. Essa é a Terra Devastada.

83

Quando você está a serviço de algo, de um ser humano, de um grupo, de um cão, ou de qualquer outra coisa, isso significa entrar no jogo. Essa compaixão é a essência da experiência do Graal. Parsifal, após o seu fracasso – esse é um dos grandes pontos –, percebeu o erro que cometera ao não expressar a sua compaixão. Por cinco anos, ele abriu mão de si para voltar àquele castelo. Um ermitão lhe dissera que não se pode voltar ao Castelo do Graal. Isso deve ser feito na primeira visita, sem intenção. Ele disse: "Eu vou voltar". Ele foi levado de volta depois de ter expressado a sua lealdade por Konduiramours, ao deixar a grande festa e encontrar seu irmão com quem lutou. Lá, foi revelada a sua qualidade de coração nobre e o mensageiro do Graal chegou, levando-o de volta. Quando soube disso, o ermitão que lhe dissera que ele não poderia voltar falou: "Pela sua coragem e serviço a esta corte, você mudou as leis de Deus".

As leis da vida vêm do homem. Elas não são impostas a você. Nós aprendemos as leis que nos são impostas pelo mundo externo. Mas o poder divino está realmente dentro de nós. Quando nos abrimos a ele, estamo-nos abrindo para a compaixão. A palavra alemã explica isso com um pouco mais de clareza do que o inglês – *Mitleid* – "sofrer com". Compaixão. Você vai além da separação. Essa busca pelo Graal é a busca dentro de si mesmo, do nível que está além do pequeno limite dos seus pensamentos egóicos. Você irrompe no humano. Qualquer coisa pode fazer irromper isso em você. O momento da compaixão é o mais efetivo.

ᘒᕲ

## A serviço de uma força maior

Lembro-me da frase de D. H. Lawrence a respeito de como é assustadora a experiência de não estar nas mãos de uma força maior. Naturalmente, é disso que trata o mito de *Parsifal*. Não que não devemos servir – mas servir o quê? Nós somos parte de um processo vivo maior do que a nossa pequena personalidade. Qual é o nosso relacionamento com isso? É a mesma relação que tivemos com nossos pais? Ou é diferente? Parsifal descobre que o modo como se relacionou com sua mãe e com seu pai ausente não é a maneira como devemos nos relacionar com uma força maior que dirige a nossa vida. Assim que você ultrapassa os limites sociais, você tem de formar uma visão, uma experiência maior. A minha crença pessoal é de que tudo o que desejamos no sentido mais amplo está à nossa disposição na existência comum. Isso é parte integrante da minha maneira de compreender a odisséia de Parsifal. Na vida comum, também, está presente esse outro nível de significado. Na perseguição do aprendizado de como ser um guerreiro, de maneira que você consiga repetir os invasores, você também aprende sobre o próprio inconsciente somático.

## Transformação

Para mim, nesse contexto, a serpente é um animal interessante. Não porque ela troca de pele, mas porque, quando se move, está continuamente mudando sua forma. E, a cada ondulação, ela troca sua imagem corporal. Essa troca de imagem corporal constante é o seu órgão psíquico somático. Uma cobra é um animal com mil formas e, ainda assim, é uma cobra. Você tem a mesma configuração com as três camadas tissulares. Elas expressam energia, ação, informação. Elas representam a superfície, a camada intermediária e o interior – endo, meso, ecto. Elas mantêm sua forma e, ao mesmo tempo, estão investidas na mudança de forma. Nós experienciamos e percebemos, ao mesmo tempo, a continuidade da cobra e suas formas mutantes. Ambas as mensagens fazem parte da nossa consciência somática.

## A voz da compaixão

A integridade do nosso processo somático é como a serpente. Uma forma em movimento. Nas relações humanas, a parte do nosso *self* que experiencia nosso processo somático precisa confiar na contínua mutação da própria forma. Parsifal não confiou nas suas respostas viscerais, ele estava agindo de acordo com regras sociais. Ele teve de aprender a ter coração, a sentir empatia, a se identificar com a doença do rei.

Você confia no seu processo? Não no seu desejo, mas no seu processo, de tal modo que as suas respostas se manifestem e a sua mente corporal as suporte, em vez das regras sociais que lhe foram dadas. Você dá voz à sua compaixão ou lembra que os cavaleiros não fazem perguntas? Esse é o teste no qual Parsifal fracassa: o emergir da sua natureza emocional. Parsifal intui ter respondido de maneira diferente do seu sentir interior. Então, ele se torna fiel ao seu processo corporal interno. Essa percepção de seu processo somático o ajuda no seu caminho para a sua humanidade adulta. Uma das coisas é que Parsifal corre o perigo de esquecer a situação angustiosa do tio, sua herança genética. Ele negligencia o adulto futuro. Ele não tem compaixão pelo outro ferido.

### Usando a si mesmo diferentemente

Como você pode usar a si mesmo corporalmente para dramatizar aquilo que está percebendo ou aquilo que lhe foi ensinado a dramatizar? Como o *self* corporal desorganiza e reorganiza atitudes emocionais para que ele possa agir de acordo com seu próprio talento somático, que é o seu destino. É isso o que fica evidente em Parsifal.

Usar a si mesmo de maneira diferente é a chave da sua salvação. Não se importe de mudar o homem velho, o Rei do Graal, que não tem o preenchimento necessário para sua posição. Não, a resposta permanece com Parsifal. O homem velho é afetado pela maneira de Parsifal usar a si mesmo.

### Mudando o mundo ou nos reorganizando a nós mesmos

É necessário fazer uma distinção entre revolucionar o mundo e reorganizar a nós mesmos. O exagero com que esse *insight* psicológico tem sido usado com propósitos políticos é outra manipulação da pessoa. A salvação, no sentido de iniciação, está perdida. A salvação torna-se uma cruzada para mudar a estrutura política e social. Então, não temos nenhum *insight* da psique somática do indivíduo, mas buscamos mudar a psique física coletiva. Em ambas as situações, você precisa da experiência somática – não apenas do *insight* do papel que você está desempenhando, mas o sentir da organização somática que acompanha esse papel – para que você possa mudar a maneira de se relacionar consigo mesmo.

*Como você usa a si mesmo?*

Em minha prática de psicologia formativa, minha sugestão é aprender a organizar o seu processo e reorganizar a si mesmo. Como você está somaticamente vivo no mundo? Não assuma a imagem de outros. Preocupe-se com a maneira como você se usa a si mesmo.

*De dentro de você*

Sob um aspecto, o conflito de Parsifal é que ele começa como um filhinho da mamãe, um homem que pega suas regras na sociedade. Como um homem que jamais teve um pai, ele busca o senso de masculinidade fora de si mesmo. Quando encontra o rei, ele percebe: "Oh, meu Deus, eu perdi a minha chance por não ter dito, 'O que o aflige, Tio?'". Assim, ele precisa passar a trabalhar a partir do seu interior. E fica muito claro, porque ele era sincero de coração, que ele voltou ao próprio *self* para ver o que perdera. Como ele trabalhou para se tornar um adulto a partir de dentro, do próprio processo corporal, ele se torna o Graal.

*O Graal é a vida que lhe é dada*

A jornada do herói trata de viver o próprio destino e não aquele que a sociedade define – o aluno esperto, o homem de negócios bem-sucedido, o advogado ou o médico. Essa jornada significa iniciar o caminho da própria vida que lhe é dada, desenvolvê-la e superar, a partir de dentro, os desafios que ela apresenta. Você vive a partir do seu próprio tipo corporal.

*Camadas de funções e qualidades*

A vida é uma série de formas. Há Parsifal, o menino com sua mãe, um jovem que procura um pai, a sua crescente maturidade enquanto ele incorpora as lições dos seus encontros. Finalmente, ele entra no mundo como um pai de família adulto, parte da sociedade. Todas as diferentes formas da sua vida, o seu destino, são vividos. Ele forma a sua evolução, do menino não-formado ao adulto maduro.

Parsifal integra essas diversas funções. A sua busca revela como ele reúne diferentes qualidades, como assertividade e ternura, o homem da luta e o homem compassivo. Ele combina ternura, compreensão e empatia com ação, para formar um indivíduo e uma entidade somática mais adulta. Essa integração abre a porta para a natureza da auto-organização. Não estou interessado na resolução de opostos, mas na capacidade de opostos para organizar uma forma somática. Os opostos são as tensões que fazem parte do processo formativo. Quando podemos corporificar essas tensões, formamos a nossa individualidade. Todos nós somos tolos e sábios, selvagens e domados.

Quando você se restringe a uma única identidade, torna-se muito rígido ou muito amorfo. Precisamos compreender a tensão criativa entre o endo, o ecto e o meso, a tensão criativa que mantém a pessoa inteira. Esses tipos não são competitivos ou conflitantes, mas movem-se numa pulsação de repulsão e atração. Ao compreender esse ritmo em si mesmo, você compreenderá o ritmo da própria organização e da sua verdadeira identidade. Potência significa ser capaz de ser verdadeiro em relação àquilo que é a sua forma, ser transparente em relação àquilo que é transcendente. A sua forma revela aquilo que o anima.

### Verdade versus ouvir dizer

Parsifal não compreendeu a natureza de ser um adulto. Ele a aprendeu por ouvir dizer e do código dos cavaleiros. Ele violou a sua realidade endomórfica herdada.

### Nascer duas vezes

O mito de *Parsifal* nos ensina que a experiência estimula verdades corporais profundas, verdades que nos impulsionam a formar um *self* pessoal. Ao aprender isso, você começará uma nova vida, entrará num novo mundo. Como Parsifal, você poderá assumir novos papéis. Na virada do século, William James disse que há pessoas que nascem uma vez e pessoas que nascem duas vezes. Aquelas que nascem uma única vez podem ser muito boas, todavia são pessoas muito pouco interessantes. As que nascem duas vezes é que realmente compreendem alguma coisa e se reconstroem a si mesmas, partindo do chão para um ponto maior. A nossa sociedade nos dá a chance de nascermos duas vezes. Nascer duas vezes é formar novamente o nosso *self* corporificado a partir do nosso corpo ancestral.

## Mito e biologia são a nossa fonte de referência

O mito de *Parsifal* é uma lenda sobre a formação, naquele tempo. É uma história sobre o formar de todos os atributos que nos tornam humanos: nossa consciência corporal, nossa interioridade, nossa divindade própria. *Parsifal* é, na verdade, uma afirmação sobre uma epistemologia biológica, uma ontologia biológica de épocas remotas até os tempos modernos, a respeito de como o mito e a biologia são uma fonte de referência.

*Parsifal* traz a compaixão, a compreensão e o respeito para dentro de uma vida. Há uma verdade emocional, biológica: usar a si mesmo para gerar e expressar compaixão e compreensão, respeitar o próprio processo e reconhecê-lo no outro. Nesse sentido, embriologia é cosmologia e o processo somático é um drama evolucionário, a nossa cosmologia pessoal.

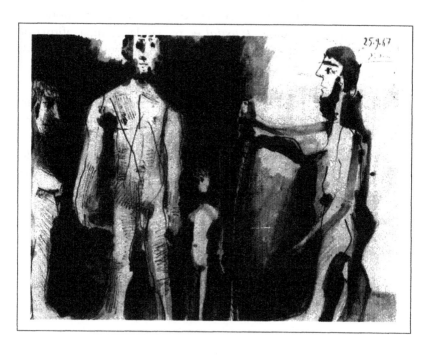

PABLO PICASSO, "QUATRE PERSONNAGES NUS. ZERVOS XXVII"
© 2001 Sucessão Picasso

CAPÍTULO 8

# Nossas histórias de vida

ENTRE AS HISTÓRIAS enraizadas no nosso *self* celular estão:
O MESOMORFO: Eu nasci para aventuras heróicas, para
viver, caçar, reproduzir, agir.

O ENDOMORFO: Eu vivo para buscar aquilo que me preen-
che e me satisfaz, para incorporar, tornar as coisas parte de mim.

O ECTOMORFO: Eu nasci para migrar, ir de um lugar a outro,
ficar sozinho. Eu nasci para estar com, não ser parte de.

STANLEY KELEMAN

*Há um magnífico ensaio de Schopenhauer chamado "Uma in-
tenção aparente no destino do indivíduo", no qual ele diz que
quando você chega a determinada idade – digamos, acima de
60 anos – e olha para trás, para a sua vida, há uma trama que
você reconhece.*

*Quem a escreveu? Há uma continuidade, um esquema,
um maravilhoso esquema. Ele disse que é um pouco como ler
determinado tipo de romance. Na língua inglesa seria Dic-
kens, quando ele divaga. Então você percebe, "Oh, esse personagem que parecia estar na minha vida por acaso era um
fator fundamental de estruturação no edifício da minha
vida". O que parecia ser acidental, na verdade, configurou-se
em uma trama. Quem a escreveu?*

*Ao mesmo tempo, você percebe que desempenhou papéis como esse na vida de outras pessoas. Essas pessoas que o influenciaram foram influenciadas por você. Há uma espécie de grande sinfonia. James Joyce traz essa idéia, subjacente em seu grande romance, Finnegan's wake. Todas essas diferentes vidas estão influenciando umas às outras para iluminá-las, desdobrá-las, fazê-las se manifestar e descobrir quem e o que elas são.*

*Schopenhauer faz outra pergunta: "Será que pode acontecer qualquer coisa a você que não se encaixa na trama ou que não se encaixava na trama?". Quando ela aconteceu, parecia ser um desastre, mas criou uma história. E a história talvez não tenha ido aonde você desejava. Mas, mesmo assim, você estava escrevendo essa história. Poderia haver um escritor coordenando todas essas histórias? Ele vem com essa imagem adorável no final. Ele diz: "O mundo é como um sonho sonhado por um único sonhador, no qual todos os personagens estão sonhando também. Eles estão sonhando suas vidas e tudo se coordena numa espécie de harmonia misteriosa". Olhando para trás e pensando em minha própria vida com relação ao que Schopenhauer disse, há uma trama bem estruturada que não era a que eu pretendia, de maneira alguma, apesar de achar que ela foi intencional.*

*Você pode pensar que ela está sendo criada só aqui em cima, no córtex, mas alguma coisa no sistema nervoso é que realmente está criando a sua trama. Ao olhar para trás com essa idéia apresentada por Schopenhauer, pense na sua vida como: "Ela é uma história organizada. Quem será o autor?". Se você não enxergar a organização, olhe mais atentamente. Você a verá. Ela é uma história consistentemente estruturada.*

Joseph Campbell

❧

## Você conduz a história

Sabendo ou não, você também está escrevendo um romance sobre si mesmo. Você carrega uma história dentro de você. Assim, você pode perguntar: "Que história eu estou vivendo? Como devo agir para percebê-la?". A nossa história biológica é nascer, crescer, reproduzir e morrer. Toda sociedade forma uma organização que tenta perpetuar a si mesma e à sua identidade grupal. O mandamento de Deus é que sejamos férteis e nos multipliquemos. Você dá um futuro à tribo se obedecer às regras que os ancestrais seguiam na organização de sua forma de existência. Todas as histórias também têm uma realidade emocional. Essa realidade emocional é o personagem que representamos. Todos nós representamos um personagem social e um personagem pessoal e nós os representamos no palco das nossas interações sociais. Eles se tornam parte do nosso processo de organização, que ajuda a formar a nossa vida: nós praticamos esses papéis diariamente.

A sua postura corporal é uma história. A história em si mesma também é uma experiência. Descobrir como invocamos as nossas diferentes formas emocionais nos ajuda a descobrir as histórias que vivemos. Quando prestamos atenção às nossas histórias, aprendemos alguma coisa a respeito de como corporificamos a nossa vida. Essa é uma das funções da mitologia.

## Participe da sua história

Toda existência animada é um ciclo de formação e desformação. Todos nós vivemos esse processo formativo e ele se manifesta nas histórias que contamos e na maneira como experienciamos o estar vivo e o mudar de forma, do jovem ao velho. Essa é a premissa do meu trabalho – trazer para o primeiro plano a maneira como você pode participar no próprio formar e desformar.

## Do caldo primordial a um final particular

Os primeiros evolucionistas talvez tenham desejado negar que havia uma criação; portanto, eles têm o caldo primordial, que acidentalmente fermentou formas animadas. Mas a história da evolução ainda é a história das nossas origens. E ela ainda conta como de um grande oceano não diferenciado passamos à existência como uma forma particular no *pool* da vida, movendo-nos por certas posições em direção a um final particular.

*Contar histórias*

Contar histórias é uma forma de integração, um *script* da corporificação. Isso pode ser chamado de imaginação somática. William Blake, em suas sagas mitológicas, falou da transformação de corpos. Um nasce do outro e assim sucessivamente. O *Four Zoas* de Blake é um mito sobre corpos criando e mudando de forma. Gostando ou não, somos encarnados. Somos corpos neste planeta e todos os mitos, todas as histórias buscam a origem e o fim de nossa estrutura somática. O mito como história é a vida do nosso corpo em uma ou outra de suas formas. Todos nós estamos inventando histórias, descobrindo histórias, encontrando fatos para falar da nossa origem somática, da sua maturação e do seu fim.

*A forma do corpo é parte de uma continuidade*

O corpo é importante porque é a nossa continuidade. Ele é a nossa ligação com o passado e dá validade à nossa forma presente. Ao contar a sua história, procure as formas somáticas. Essa é a maneira de experienciar as nossas origens.

A nossa necessidade de conhecer as nossas origens somáticas torna-se ainda mais crucial à medida que nossa conexão com a natureza diminui e há uma escalada das abstrações na área educacional e nos meios de comunicação. Prestar atenção às nossas histórias pessoal e familiar é como entrar numa floresta que nos ensina a compreender a nossa origem somática pessoal e a origem que todos compartilhamos e buscamos. A quem o Graal serve? Ele serve aos corpos da vida.

PARTE IV

# Iniciação:

# Aprofundando a nossa humanidade somática

A humanidade somática é o reconhecimento de uma semelhança de respostas entre nós mesmos e os outros.

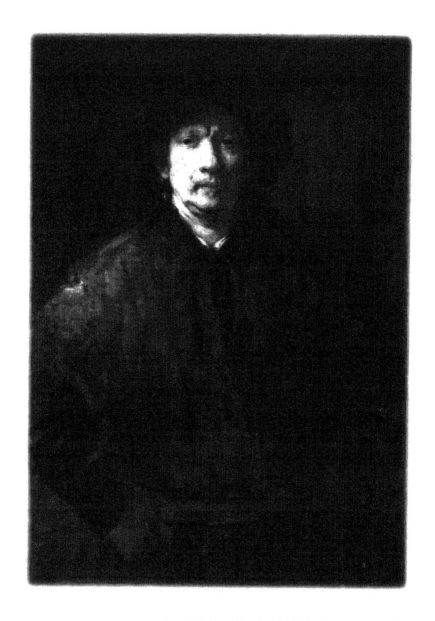

REMBRANDT, "AUTO-RETRATO", 1652
*Museu de História da Arte, Viena*

CAPÍTULO 9

# Aprofundando
# seu destino

LEMBRO-ME de uma entrevista de Dick Cavett com Jorge Luis Borges, o escritor sul-americano. Naquela época, Borges estava ficando cego e dizia que agora o seu mundo era feito de sombras em azul e cinza. Aquele era o seu mundo. Tudo era indistinguível, a não ser por essas nuances. Então, Borges fez uma observação notável. Disse: "Meu pai teve a mesma doença de seu pai. Sinto que estou vivendo o destino dos meus ancestrais, ao contar histórias sobre a escuridão". Ele estava formando sua vida como um escritor desprovido de visão externa.

Borges era um homem ectomórfico que vivia como um escritor e contador de histórias mesomórfico. Ele aceitou o seu destino biológico e continuou atuando como um contador de histórias cego. Ele aceitou o seu destino como um homem cego em ação.

Tomamos a visão como algo garantido, sem ligação com os nossos ancestrais. Nós nos distanciamos dos laços de sangue como referência e destino. Mas tornar-se uma pessoa madura, a pessoa que você está designada a ser, é saber quem você é: conhecer o seu destino – como ectomorfo, endomorfo ou mesomorfo. A sua tarefa é conhecer o divino mistério da reprodução, da comunicação, o mistério da morte e da transformação. Sentir, realmente, a gosto disso, é aprofundar a sua experiência de vida.

STANLEY KELEMAN

6️⃣

*Existe uma palavra em inglês, cujo significado esquecemos. A palavra "weird" indica o símbolo de Três Destinos. Shakespeare, em Macbeth, tem as três irmãs Parcas (weird). Os muçulmanos consideram o kismet – fortuna – como algo que lhes é imposto por Deus. A palavra "weird" está relacionada à palavra alemã "Werden" – tornar-se. O seu destino (weird), a sua sorte, brota unicamente de você. Não se trata de algo que recai sobre você. Seu rosto é sua sorte, poder-se-ia dizer. Seu corpo ou suas potencialidades, seja como você queira chamar, é o seu destino.*

*Nietzsche tem essa coisa maravilhosa do AMOR FATI – o amor ao próprio destino. "As Parcas guiam aqueles que querem. Os que não querem, elas arrastam."*

Joseph Campbell

6️⃣

*Keleman:* Contar uma história funciona como um organizador que o ajuda a corporificar a sua experiência. Não somente o ajuda a organizar o sentido, mas também faz o significado nascer de dentro, mesmo, do seu *self* corporal. O ato de contar histórias organiza as suas respostas numa forma narrativa que você pode usar para dar sentido e direção à sua experiência.

*Campbell:* Uma das histórias sobre matar dragões mais diferenciadas que conheço está no antigo poema anglo-saxão *Beowulf.* Beowulf tornou-se o chefe de um grande povo. Quando já idoso, surge um dragão que começa a atormentar toda a região. O povo, então, pergunta ao líder como fazer para matar aquele dragão.

O velho Beowulf sabia que não sobreviveria a uma luta com o dragão. Ele teve uma premonição. Mataria o dragão, mas também seria morto. Há uma frase nesse relato, que se destacou para mim como gravada em fogo. Sentado, ruminava antes de se confrontar com o monstro. "O destino se aproxima." O que ele estava prestes a enfrentar era o cumprimento do seu destino.

*Keleman*: As histórias falam de como o nosso soma se cria, cresce e desaparece. O organismo conta para si mesmo histórias sobre o crescer, sobre o preparar-se para crescer. Beowulf indo ao encontro do dragão é uma bela metáfora sobre organizar-se para crescer, desenvolver um ego e lidar com forças que desconhece, em vez de simplesmente estar na vida sem nenhuma preparação.

*Campbell*: Experiência. Essa é a palavra-chave. Notei certa ironia nos temas de busca, assim como em seus mitos. Insistimos na expressão da "busca do sentido da vida". Ninguém está realmente buscando o sentido da vida. As pessoas estão procurando ter experiência da vida. O mundo de onde você veio é uma experiência de vida.

*Keleman*: A experiência corporal é a chave. A experiência do seu corpo. O contar histórias sintetiza a experiência somática. Organiza os elementos da experiência numa forma corporal que nos dá uma configuração pessoal, uma direção e até mesmo um senso de significado que você pode vivenciar. É por isso que eu insisto em procurar o corpo numa história, em lugar de procurar símbolos e seus significados. Dessa maneira, experienciamos o homem cortical conversando com o homem subcortical.

CAPÍTULO 10

# O retorno a uma referência somática

SER CORPORIFICADO é participar na migração de uma forma corporal para outra. Cada um de nós é um nômade, uma onda que dura por algum tempo e então assume uma nova forma somática. Essa transformação perpétua é o assunto de todos os mitos.
STANLEY KELEMAN

*Eu não sei quantos de vocês já estiveram nas cavernas de Lascaux, mas é uma experiência impressionante. Elas são imensas, algumas medem quase 2 quilômetros. Ninguém jamais viveu naquelas cavernas. Elas eram templos. Eram cavernas de iniciação para a caça, dos jovens que saíam para matar animais. Esses jovens se tornavam homens não somente aprendendo a matar o animal, mas também mediante o ritual que acompanhava esse aprendizado. Assim, novamente, você tem a santificação, a mitologização, de um ato da vida.*

*Quando você desce nessas cavernas, não sabe a direção em que está caminhando. Elas são totalmente escuras. O mundo acima parece um mundo de sombras. Aqueles animais, a*

101

*bela firmeza dos traços com os quais foram gravados na parede. Eles foram feitos com linhas que lembram a tinta sobre a seda dos japoneses. As linhas aproveitavam elevações na rocha para fazer cavalos ou animais. Aqueles eram os arquétipos platônicos dos animais que viviam acima. Era para esse mundo que o animal era devolvido pelo ritual. Uma vez mortos, desciam de volta ao útero para renascer. Um jogo de sombras. O jogo das ilusões (Maya) de todo nosso viver e morrer, as coisas que importam aqui embaixo. E é espantoso que aquelas pinturas tenham permanecido lá por 30 mil anos, esperando que nós nos encontrássemos com elas novamente.*

*Quando eu estava lá embaixo, de repente o guia acendeu todas as luzes. Meu Deus! Eles não tinham luz elétrica e sim tochas bruxuleantes. Era a melhor ilustração de que eles dispunham. Essa é a transformação pela qual todas as coisas surgem, a maneira como a nossa psique muda de centro. O mundo aqui em cima é experienciado como algo secundário quando se está lá embaixo naquelas cavernas.*

*E isso coloca você em contato com alguma coisa dentro de você, uma coisa permanente em você. Porque cada um de nós é como uma pequena chama de uma vida eterna que está em nós. Nós somos funções de uma vida eterna. Há uma energia inexaurível para acumular essas formas. E é isso o que nós realmente somos. Você se apega a pequenas formas locais. Você precisa descer a uma caverna como aquela para ter essa evidência.*

*Essas eram, portanto, iniciações míticas, bem como iniciações de caça. Essa é uma coisa impressionante. Esse senso de criação de imagens acompanha o ser humano. Eles não tinham o modelo de um animal à sua frente como um artista tem num estúdio uma bandeja de frutas. Essas imagens estão todas na mente. E aqueles animais são perfeitos. É surpreendente ver um mamute e ter certeza de que ele foi desenhado por alguém que viu mamutes. Ele está vivíssimo naquela caverna. Ele é suficiente para dar origem a toda uma nova geração de mamutes. O que assistimos é o poder do ser humano para criar imagens.*

Joseph Campbell

## Iniciação somática

Que acontecimento poderoso é tornar-se um caçador – ou um pai, ou uma mãe, ou um trabalhador – quando nos confrontamos com experiências que sugerem como agir e são galvanizadas pelas nossas correntes emocionais. Essa iniciação nos força a agir de um modo diferente, a usarmos a nós mesmos de um modo diferente. É uma nova estrutura interior que está sendo criada, outra realidade corporal. Quando você introduz um menino às habilidades da caça, matar deixa de ser um ato aleatório, mas torna-se um ato que requer domínio de si e reconhecimento de uma realidade. Transmissão de experiência é transmissão de imagem somática, que organiza outro nível do *self* somático, de como agir.

## Transmissão somática

Quando aprendemos que a transmissão de experiência é somática, descobrimos nosso caminho de volta a uma referência somática. Isso traz à existência outro corpo. Isso imita a criação. Do fundo dos desejos de nosso corpo, cresce a consciência do tecido que o corpo comunica em histórias. São essas histórias que chamamos de mito.

## Conexão primária

O processo somático é a fonte primária da auto-referência. Ele é um movimento intercelular, movimento de células como uma colônia organizada. Essa motilidade é a nossa experiência humana primária. Nós estamos enraizados num campo vivo palpável. É a bioesfera, o oceano protoplásmico ao nosso redor, entre nós, em nós. No meu entender, o mito vem diretamente desse processo.

## Referência experiencial e imagética

*Keleman:* Lembro-me de deitar e me fascinar por uma imagem interna mótil que eu podia sentir. De dentro do meu tronco surgia uma cobra. Ela entrava no meu cérebro, indo do lado direito para o lado esquerdo. Eu sentia então o movimento visceral no meu abdome e na minha garganta. E em seguida, a imagem de uma cobra movendo-se em mim. O movimento interior do corpo experienciava a si mesmo como motilidade e também como imagem. A experiência corporal e as imagens do cérebro são um único processo com duas expressões. Quando percebi isso, meu trabalho somático foi confirmado. Esse método permitia que os meus clientes percebessem como o corpo organiza sua mente e como o cérebro do corpo reorganiza as experiências corporais. Esse é o processo somático, constantemente mudando, a cobra, que eu experienciei dentro de mim, e também como imagem.

Foi uma experiência estranha ter essa cobra dentro de mim, algo movendo-se dentro de mim. Chamo a isso penetrar nos domínios do mítico. Isso era parte de uma motilidade celular, uma corrente que era sentida e reconhecida no meu cérebro e no meu corpo. É isso o que as pessoas nas cavernas Lascaux devem ter experienciado.

*Campbell*: Simbolicamente, a serpente é a força vital ligada à terra. Ela troca de pele quando a Lua muda e, portanto, representa alguma coisa mais profunda e mais contínua do que determinado momento na vida. Ela troca sua pele, troca uma personalidade, troca um estilo de vida e se transforma em outra. E, assim, torna-se simbólica da força vital no tempo e no espaço.

O pássaro, por outro lado, está desligado da terra e representa o poder do vôo espiritual. Assim, os dois estão em oposição. Você tem a serpente que hipnotiza e depois devora o pássaro; ou tem o pássaro – um falcão ou uma águia – arremetendo-se sobre a serpente. Esse é o par de imagens que aparece em todos os tipos de mitologia. E a junção dos dois é o dragão, a serpente voadora. Essas são imagens muito estranhas. As duas, nascidas nos velhos tempos dos dinossauros, o pássaro e a serpente. As penas do pássaro e as escamas da serpente são equivalentes e entre elas está o mamífero, do qual o mais elevado, do meu ponto de vista, é o ser humano. Ele se encontra entre esses dois poderes.

*Keleman*: O reconhecimento do movimento pulsátil do corpo gera imagens e percepções que são o alfa e o ômega dos mitos. A experiência tissular é a sua fundação. Eu quase perdi essa experiência ao tentar descobrir o que a cobra "queria dizer" no seu movimento de sair dos meus intestinos e dirigir-se para a minha cabeça, e o que ela "queria dizer" indo do meu cérebro direito para o esquerdo. Eu obtive algumas respostas fascinantes. Mas quase perdi de vista o fato de que o corpo estava organizando as suas imagens como uma maneira de falar consigo mesmo a respeito de si mesmo. As nossas imagens são experiências corporais. Compartilhamos essa experiência tissular. Contudo, muitas vezes não estamos conscientes disso. Precisamos cultivá-la, se quisermos entrar no reino humano. A entrada nesse reino proporciona à nossa vida um prazer que transcende a filosofia social e reconhece a verdade da conexão somática.

O próprio processo corporal origina o mito. O corpo organiza a sua própria humanidade. Esse é o processo de criação, de transmissão da realidade somática, que os seres humanos de Lascaux nos legaram.

## A referência mítica é o processo somático

O mito pode transformar o que é transparente, o que é transcendente, no processo somático. O corpo usa seu cérebro para fazer imagens de si mesmo e do mundo. Essas experiências organizadas nos colocam em relação com o nosso corpo e o dos outros. É isso o que eu chamo de referência corporal e o que a literatura chama de pensamento mítico.

As metáforas de alguma coisa se movendo, alguma coisa fluindo. Acompanhe o rio, flua com ele. Essas metáforas estão falando de uma observação na natureza – a mudança de estações, o rio em movimento. Mas isso colocaria as coisas no mundo externo. E se isso fosse sentido dentro de você e, então, tentasse descrever como sentiu isso em si mesmo? Transbordante, o raio da criação, o quebrar do ovo, a palavra, luz. Ou nossos corpos mutáveis, urinando, o sangue pulsando dentro, ondas de dar à luz ou de fazer amor.

*Keleman*: Durante toda a minha vida, persegui com vigor uma referência somática, uma referência biológica, emocional. Isto é, tentei compreender o que é a vida corporal por meio do entendimento do meu próprio corpo e de suas respostas, e a relação entre a forma que eu assumo e quem eu sou. Descobri que a experiência da vida corporal toca o sagrado.

*Campbell*: Uma maneira de nos colocarmos de acordo com o transcendente é colocar de acordo aquilo que a mente considerou adequado, com aquilo que realmente está lá. O mundo como ele é. Ver e afirmar o mundo como ele é, para que essa energia transcendente, esse mistério transcendente, se manifeste por nosso intermédio. E, assim, nós nos tornamos transparentes ao transcendente.

Que ponte! Quando captei a verdadeira grandeza desse pensamento e pensei na mitologia, percebi que a mitologia é um instrumento para nos ajudar a experienciar o transcendente. Para transformar os aspectos da nossa vida, aspectos do mundo, numa transparência ao transcendente. As divindades em todas as imagens do mito apontam para o transcendente. Ele não é nem deixa de ser, ele não é um, ele não é muitos. Um dos problemas na maioria das nossas escolas de teologia é que fazem você parar no deus. O deus nos faz parar aí, ele não se torna transcendente ou transparente.

*Keleman*: Pela vida corporal, descobrimos que somos parte de alguma coisa maior do que nós mesmos, algo que é contínuo, apesar de sermos descontínuos.

CAPÍTULO 11

# Formando a sua humanidade somática: A prática de corpar

O MITO é a voz do corpo tornando-se humano.

O OBJETIVO DO TRABALHO SOMÁTICO é discernir como você experiencia a sua corporificação e como influencia a sua vida corporal. É aprender a viver com a sua constituição somática e aprender como o corpo captura, preserva e forma as suas respostas.

Joseph Campbell falou muito a respeito da cavalaria no mito de *Parsifal*. Para ser um cavaleiro era preciso treinamento e disciplina. O cavaleiro precisava aprender a manter uma postura ereta, a se mover e fazer gestos que demonstrassem uma origem aristocrática, tanto cavalheiresca como guerreira.

Essa aprendizagem somática é importante para todo o desenvolvimento humano. Mas não é uma questão de treinamento. É uma questão de influenciar propositadamente o seu desenvolvimento somático. Essa é a base do método somático.

Na série *Masks of God* (As máscaras de Deus), Campbell defendeu que podemos ler a história da criação para observação dos mitos que a humanidade estruturou para articular a sua experiência. O herói mítico tem mil faces: esse herói é uma expressão de criação, que continuamente recorporifica a si mesma. Como viemos a ser e como podemos estar corporificados são os temas dos mitos

107

antigos e modernos. Estar corporificado é uma afirmação de que estamos aqui e define uma relação física com nós mesmos, com o mundo e com aquilo que chamamos de transcendente. A corporificação humana é um processo contínuo. A pessoa que está volitivamente engajada nesse processo é o protagonista do nosso moderno mito. Como seres formativos, precisamos de um método para trabalhar com o nosso próprio processo de corporificação. Esse método deve levar em conta o fato de que o trabalho para recorporificar as nossas experiências e as nossas expressões emocionais exige esforço. Esse método de trabalho permite que cada um de nós comece a influenciar a nossa forma somática.

A Prática de Corpar restaura o nosso senso de sanidade somática. Ela restabelece o sentimento de sermos uma entidade somática e de estarmos corporificados. Ela proporciona um senso de interioridade, um senso instintivo do animal natural que é parte da realidade do nosso *self* pessoal e social. Não ideais, mas as respostas básicas do próprio corpo tornam-se a referência para aquilo que é autêntico.

A Prática de Corpar facilita o autocontato. Por esse autocontato começamos a aprender como corporificamos a nós mesmos. Aprendemos como somos corporificados, como participamos da formação de nossos gestos e na expressão dos sentimentos, como nos posicionamos emocionalmente. Sendo orgulhosos, sendo corajosos? A Prática de Corpar é um convite para nos engajarmos num diálogo somático-emocional com nós mesmos para corporificar a nossa experiência, isto é, para torná-la nossa.

A Prática de Corpar funciona pela lentificação do impulso para agir. Quando o impulso para agir desacelera, forma-se uma imagem somática. Ela é uma foto instantânea no tempo da forma corporal. Isso nos permite sentir as formas, os sentimentos e as imagens que acompanham as nossas acões. Cada estado corporificado é parte de uma seqüência. Quando congelamos, desaceleramos ou intensificamos um momento somático por meio da Prática de Corpar, surgem formas emocionais do passado. A Prática de Corpar distingue essas formas passadas das atuais e nos ajuda a experienciar a continuidade da nossa expressão corporal.

Pela Prática de Corpar, estabilizamos uma expressão somática de maneira a reconhecer a postura do guerreiro ou a atitude maternal. Dessa maneira, podemos receber a intensidade da forma e lhe dar uma identidade distinta.

*A Prática de Corporar consiste em cinco passos.*

PASSO 1 *Observar*
Nesse passo, identificamos e reconhecemos o corpo em seu atual padrão de comportamento. É algo sentido, que se destaca. "Meu pescoço está rígido."

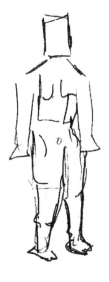

PASSO 2 *Exagerar*
Nesse passo, usamos a nossa volição para intensificar o padrão de comportamento identificado.

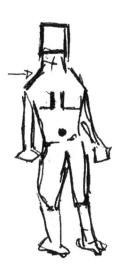

Se temos a experiência de sentir orgulho com um pescoço rígido, nós o enrijecemos ainda mais. Isso faz o padrão de rigidez atingir a sua forma máxima. Quando estamos dramatizando o "orgulho", ou "enrijecendo o pescoço", estamos usando o cérebro – que está fazendo mapas das atitudes corporais e ligando palavras a comportamentos passados, reforçando o comportamento passado no presente. O passo 2 deixa claro como podemos volitivamente influenciar esse comportamento, dando-nos a oportunidade de enrijecer menos – isto é, de sermos menos orgulhosos.

PASSO 3 *Desintensificar*
Se tivermos intensificados volitivamente um padrão de comportamento, no caso, uma contração, então, também podemos desorganizar esse padrão. Isto é, podemos torná-lo mais intenso e depois desfazê-lo. Ao fazer isso, expandimos a nossa influência no mundo reflexo, no mundo não-volitivo, porque o diálogo entre o "faça mais" e o "faça menos" começa a se estender mais profundamente, do córtex para o tronco cerebral pelas estrutu-

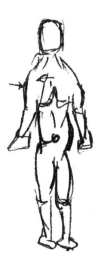

ras subcorticais. Somos capazes de tocar a ação e capazes de retardá-la.

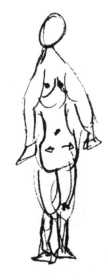

PASSO 4 *Esperar*
Depois de separar um pouco as partes de um padrão de comportamento, nós nos encontramos no que chamo de local de espera, uma pausa. Contemos, então, aquilo que acabamos de desorganizar de modo a não haver dispersão. É nesse estado de pausa que emergem sentimentos e imagens, comportamentos motores passados, lembranças e experiências de excitação passadas. Como nos sonhos, esses são ensaios para o nosso futuro comportamento corporificado.

PASSO 5 *Reorganizar*
Nesse passo, participamos volitivamente daquilo que está sendo reagrupado de novo. O cérebro do corpo começa a sustentar e orientar a atividade muscular para praticar, experimentar, repetir uma ação. O cérebro está personalizando os novos esforços do corpo. O passo 5 é a prática do desempenhar.

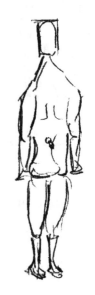

Esses cinco passos são as regras para desorganizar e reorganizar forma. Isso é psicologia formativa. O objetivo da psicologia formativa é nos fazer sentir a nossa situação para podermos encontrar um modo de formar as nossas experiências e nos tornarmos íntimos da nossa vida. Essa é a chave para a criatividade e a satisfação.
Quando nossas experiências são corporificadas, dão origem a valores emocionais tais como cooperação, tradição, altruísmo, amor. Então, esses valores encontram uma expressão que diferencia os nossos atos emocionais herdados, formando uma consciência pessoal corporificada.
Considerar a nós mesmos como um *self* psicológico cria uma

existência não corporificada, estimulando a fragmentação, dissociando o mental de sua fonte. Isso nos deixa cegos à nossa temporalidade, à realidade do nosso nascimento e morte. Tudo isso acontece quando desenvolvemos a mente à custa do corpo.

Trabalhando com a *Prática de Corpar*, podemos começar a experienciar a nossa estrutura corporal. A prática faz o nosso corpo falar, encontrar a sua voz interior. Ao aprendermos a ser íntimos daquilo que desejamos formar, usamos mitos para ajudar a organizar ou orientar a nossa experiência.

A *Prática de Corporar* está ligada ao processo de corporificação. Ao aproximar o corpo do seu estado protoplásmico ou mítico, ela o ajuda a tornar-se íntimo das próprias funções generativas. A história que brota desse processo é o nosso próprio mito de criação pessoal.

# Parsifal:
## Uma transformação do orgulho à compaixão

A morte da imagem da cavalaria faz surgir a imagem autêntica, mais profunda de Parsifal, a compaixão. É quando ele se torna capaz de reconhecer o sofrimento do rei e usar sua compaixão para curá-lo.

Esse exercício acompanha o desenvolvimento de Parsifal, do orgulho à compaixão, instruindo nossa realidade e humanidade. A compaixão depende da capacidade de estarmos presentes em nós mesmos. Ao aprofundar essa capacidade, este exercício começa a aprofundar também a compaixão.

PASSO 1
*Assuma a postura do orgulho*
Observe o tórax. Observe a parte posterior do pescoço, boca,

garganta e olhos. Você está olhando de cima? Que sentimento acompanha essa postura?

## PASSO 2
*Dramatize o que você acabou de reconhecer*
Faça mais intensamente. Dê mais tônus aos músculos. Mais intensidade. Isso pode enrijecer mais o tórax ou fixar os olhos. Que tipo de experiência é essa? Que sentimentos ou imagens vêm à tona?

## PASSO 3
*Desdramatizar*, encerrar a dramatização do orgulho intensificado: desfazer ligeiramente, desorganizando um pouco o padrão (isto não é relaxar). Isso deve ser feito em pelo menos três etapas, o que dará camadas distintas ao orgulho.

## PASSO 4
*Quando você desfaz*, geralmente há uma pausa, em que as imagens e sentimentos, como no estado onírico, são reembaralhados, lembrados, reunidos numa visão, *insight* ou senso de direção. Isso é reunir a resposta do corpo num sentimento maior de compaixão.

## PASSO 5
*É como acordar*
Começamos a praticar, a corporificar, aquilo que começamos a perceber no passo 4. É um aprofundamento. É criar camadas internas. É aprofundar a nossa corporificação e, portanto, a nossa compaixão.

๑๑

# O mito na vida diária

JULHO É UM MÊS QUENTE, e este julho manteve a tradição. Ao acordar nessa manhã de férias para uma luminosidade gloriosa, percebi que não dormira bem. A dor em meu cérebro, as cãibras musculares na cabeça, pescoço, ombros e tórax mostram-me que ainda estou na postura do guerreiro, do professor-terapeuta. Ainda não me desliguei totalmente do meu recente *workshop*, apesar de estar a 80 quilômetros de distância, à beira-mar. Eu ainda estou encenando o drama, me esforçando para prestar atenção, para estar presente. Finalmente, começo a desligar, a desfazer a postura da parte superior do corpo e a configuração emocional que está me dividindo em dois estados: o responsivo aos outros e o responsivo a mim mesmo.

## O drama

Quando intensifico meu padrão de presença somática, dramatizo o enrijecimento e experiencio o inflar do peito e a atenção que são parte de todo envolvimento humano intenso. Sinto a minha identificação com Parsifal. Eu, também, luto para responder ao meu próprio pulso.

## O oceano somático interno

Nesta manhã de julho, desfiz o curador mesomórfico em mim para me estabelecer por estes tempos nas minhas pulsações viscerais, endomórficas. À medida que fui desfazendo as atitudes que me separavam do meu *self* endomórfico, o meu Castelo do Graal foi emergindo.

Deitado no deque da casa de madeira, voltada para um hábitat primevo, uma laguna, fui sendo preenchido por um calor visceral. A enseada estava silenciosa. Garças e outros pássaros totalmente imóveis. A cabeça negra e lisa das focas rompia na superfície da água. Eu sentia a pulsação do meu ventre e uma maré morna subindo e descendo no meu tórax e cabeça. Eu estava ressoando com o meu próprio oceano somático. Eu estava magnetizado e fui atraído de onde estava dentro de mim para o que estava fora. Eu estava em pé, num silêncio em que todas as coisas tremulavam, como a pulsação vinda do meu abdome e tórax. Depois, quando eu vagava pela casa onde minha família dormia, aquele silêncio ainda continuava.

Peguei a bicicleta e fui pedalando ao redor da laguna, deixando para trás o mundo civilizado da casa de férias alugada e minha família. Pedalei pela estrada asfaltada até a curva no caminho, além da fronteira da civilização. Em meu estado de espírito e postura receptivos, minhas fronteiras eram porosas: água, neblina, nuvens, céu, pássaros brancos e pretos, sombras no céu e no espelho da água – tudo formava um fluxo de membranas, de camadas de formas.

## O retorno

Experienciei onde começo e onde o mundo termina. Estou assentado no mundo e em mim mesmo. O mundo está em mim e eu estou nele. Formas vívidas são conjuradas pela névoa do amanhecer. Elas estão conectadas a mim, estão em mim. Eu sou simultaneamente fluxo e forma, concreto e imaterial, uma pulsação daqui e dali, atemporal e temporal. Eu sou o barqueiro, Parsifal, o rei à espera, o arcaico e o jovem Stanley.

Pedalei pelo caminho em volta da laguna, um participante de um dia que, se não fosse isso, teria sido comum. Pedalei em direção ao mar, olhando para o horizonte infinito. Na maré do entardecer, detectei as frágeis correntes, furtivamente voltando pelo gargalo da laguna, o momento em que o oceano chama a laguna de lar. As garças permaneciam totalmente imóveis em suas longas pernas sobre o lodo do fundo, seus pescoços delgados e bicos pontudos conduziam os olhos negros na direção do mar. Esperavam, com algum saber, o retorno da maré, da qual depende a sua vida.

## O aparecimento do Graal

Eu experiencio uma verdade corporal básica, um drama eterno atemporal de aparecimento e desaparecimento somático. Meu corpo e sua mente são camadas, são parte do círculo da existência, um pulsar dentro de um pulsar maior.

EU ESTOU EXPERIENCIANDO
o endomorfo, o mesomorfo e o ectomorfo
das camadas do meu corpo na Laguna,
pedalando da eternidade em direção
ao meu futuro, parte de uma cadeia infinita
de formas humanas em mutação.
Eu vejo que essa realidade somática é o
meu mito.

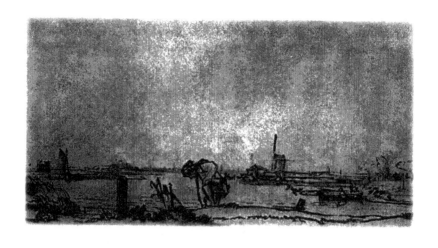

REMBRANDT
"A VIEW OF THE AMSTEL WITH A MAN BATHING",
C. 1654-55
*Kupferstichkabinett, Museu estatal, Berlin-Dahlem*

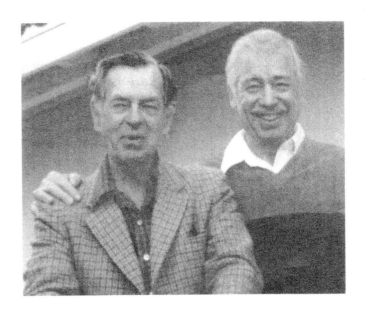

STANLEY KELEMAN
Nasceu no Brooklyn, Nova York, em 1931, é diretor do *Center for Energetic Studies* em Berkeley, Califórnia. Pratica e desenvolve terapia somática há mais de 35 anos e é pioneiro no estudo da vida do corpo e sua conexão com os aspectos sexuais, emocionais e imaginativos da experiência humana. Por meio dos seus escritos e prática contínua, desenvolveu uma metodologia e uma estrutura conceitual para a vida do corpo que podem ser encontradas em seus livros *Anatomia emocional, Corporificando a experiência, Amor e vínculos, O corpo diz sua mente, Realidade somática, Viver o seu morrer* e *Padrões de distresse*, publicados pela Summus Editorial.

JOSEPH CAMPBELL
Educador, autor e editor, estudou nas Universidades de Colúmbia, Paris e Munique. Durante quase quarenta anos deu aulas no Sarah Lawrence College, onde foi membro do departamento de literatura. É autor de um estudo das mitologias mundiais publicado em quatro volumes, intitulado *As máscaras de Deus*, além de *O herói das mil faces* e *O vôo do ganso selvagem*, e editor de *The portable jung* e *The portable Arabian nights*. Realizou com Bill Moyers, para a televisão, a série *O poder do mito*, que foi ao ar após a sua morte, em 1987. O diretor George Lucas considera *O herói das mil faces* o modelo e a inspiração para seus filmes da série *Guerra nas estrelas*.

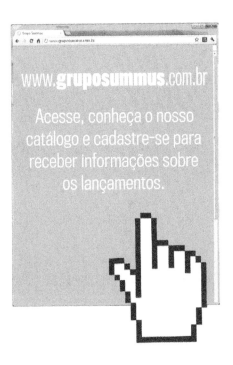